胃癌
术后全方位
生活指南

●主编●

[日]佐野 武

●译●

李 旭　赵婷婷　赵赟博

U0217128

中国纺织出版社有限公司

图书在版编目（CIP）数据

胃癌术后全方位生活指南 /（日）佐野武主编；李旭，赵婷婷，赵赟博译 . -- 北京：中国纺织出版社有限公司，2023.10

ISBN 978-7-5229-0492-4

Ⅰ.①胃… Ⅱ.①佐… ②李… ③赵… ④赵… Ⅲ.①胃癌—外科手术—康复—指南 Ⅳ.① R735.209-62

中国国家版本馆 CIP 数据核字（2023）第 061389 号

原文书名：胃がん手術後の生活読本
原作者名：佐野 武
IGAN SHUJUTSUGO NO SEIKATSUDOKUHON
Supervised by Takeshi Sano
Copyright © SHUFU TO SEIKATSU SHA CO.,LTD., 2013
All rights reserved.
Original Japanese edition published by SHUFU TO SEIKATSU SHA CO.,LTD.
Simplified Chinese translation copyright © 2023 by China Textile & Apparel Press
This Simplified Chinese edition published by arrangement with SHUFU TO SEIKATSU SHA CO.,LTD., Tokyo, through Office Sakai, Tokyo, and Shinwon Agency Co. Beijing Representative Office, Beijing
本书中文简体版经 SHUFU TO SEIKATSU SHA CO.,LTD. 授权，由中国纺织出版社有限公司独家出版发行。
本书内容未经出版者书面许可，不得以任何方式或任何手段复制、转载或刊登。
著作权合同登记号：图字：01-2023-1852

责任编辑：傅保娣　　责任校对：高　涵　　责任印制：王艳丽

中国纺织出版社有限公司出版发行
地址：北京市朝阳区百子湾东里 A407 号楼　邮政编码：100124
销售电话：010—67004422　传真：010—87155801
http://www.c-textilep.com
中国纺织出版社天猫旗舰店
官方微博 http://weibo.com/2119887771
天津千鹤文化传播有限公司印刷　各地新华书店经销
2023 年 10 月第 1 版第 1 次印刷
开本：880×1230　1/32　印张：5.25
字数：135 千字　定价：39.80 元

凡购本书，如有缺页、倒页、脱页，由本社图书营销中心调换

序

  癌症的治疗方法包括手术、化疗（抗癌药物）、放疗等，但胃癌的主要治疗方法是手术。胃癌手术不仅要切除癌症病灶本身，还要切除可能有癌细胞转移的淋巴结，以及一部分看上去正常的胃。

  胃可以储存经口摄取的食物，并且消化食物，然后一点一点地将消化后的食物输送至小肠，是具有重要功能的器官。正是因为有了胃，我们才能非常愉快地享受各种美味。遗憾的是，由于手术，术后胃的一部分功能将会丧失。

  一旦决定要接受胃癌手术，随之而来的会有很多担心，例如，胃到底要切除多少？没有了胃怎么吃饭？手术后复发的风险究竟有多大？等等。很明显，不了解这些情况会增加患者的不安。

  正如本书所述，即使是接受了同样的胃癌手术，不同的患者术后恢复的过程也不尽相同。因此，患者首先要了解手术的基本情况，然后根据术后恢复情况来安排出院后的生活。

  接受胃癌手术的患者，如果通过阅读本书能够有助于您减轻对于术后生活的担忧，我们将会非常荣幸。

日本癌研有明医院院长

佐野　武

目　录

第 1 章　胃癌术后早期康复的必备知识

第 2 章　胃癌术后辅助化疗

第 3 章　胃癌术后的饮食

第 **4** 章　**出院后的生活及健康管理**

第5章　对于术后复发、转移的思想准备及其治疗方法

第 6 章　胃癌术后相关问题的问与答

第 1 章

胃癌术后早期康复的必备知识

事先了解自己接受的是什么手术

向主治医生咨询关于手术的详细内容

胃癌手术可以根据手术切除范围分为幽门端胃切除术（胃远端切除术）、贲门端胃切除术（胃近端切除术）、胃全切术（胃全部切除术）。还可以根据切除的周围淋巴结不同（淋巴结清扫范围）进行分类，只清扫胃周淋巴结的称为D1式，扩大范围清扫称为D2式，介于两者之间的称为D1+式（D1加）。手术会根据肿瘤所在部位及进展程度来决定胃切除及淋巴结清扫范围。切除2/3以上的胃及进行D2式淋巴结清扫称为胃癌的标准手术，这是治疗胃癌的基本手术方式。早期胃癌，胃切除范围及淋巴结清扫范围比较小，可以进行缩野手术。而进展期癌要进行大范围切除，经常需要进行扩大切除术。

为了能更好地应对术后生活，术前有必要向主管医生咨询了解所接受的手术方式。

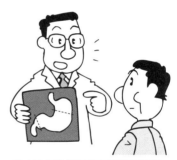

向主治医生详细询问要接受哪种类型的手术十分重要

备忘录
胃的结构和功能

胃是一个储存经口和食管进食食物的器官。当胃充满时，食物容量可以达到1.5～2.5升。胃的内壁可分泌胃液（胃酸）进行第一阶段消化。胃的入口是贲门，平时为了防止胃内容物反流回食管通常处于关闭状态。食物在胃中停留一段时间后，经胃蠕动把胃内容物变成食糜，通过胃的出口幽门被输送至十二指肠。

胃癌的手术类型

胃哪个部分接受手术?

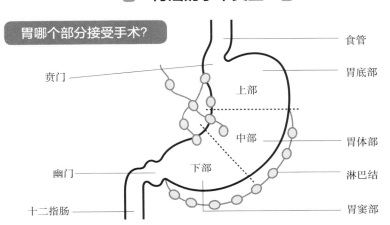

- 食管
- 胃底部
- 贲门
- 上部
- 中部
- 胃体部
- 幽门
- 下部
- 淋巴结
- 十二指肠
- 胃窦部

接受哪种类型手术?

腹腔镜手术

- 近年来逐渐应用的治疗方法,适用于早期且无远处转移的胃癌。手术方法是在腹壁上开一个小孔,将腹腔镜(可视腹腔内脏器的照相机)放入腹腔进行肿瘤切除
- 手术创伤小,可以减轻术后疼痛,还可以进行和开腹手术同样的肠道切除及吻合
- 手术后腹部症状及生活上需要注意的事项和开腹手术一样

开腹手术

缩野手术 适用于术前诊断肿瘤只浸润到黏膜下层(早期胃癌)且没有明确的淋巴结转移、不能进行内镜治疗的患者

标准手术 适用于术前诊断肿瘤浸润到固有肌层及更深层(进展期胃癌)或者早期胃癌伴有淋巴结转移的患者

扩大手术 适用于肿瘤已经浸润到胃周围脏器,同时淋巴结转移也超过了一定的范围,但仍有可能同时进行胃和淋巴结切除的患者

内镜治疗

- 经口行内镜下切除肿瘤,保留胃并且不影响日常生活
- 这种治疗只限于确定完全没有淋巴结转移,在符合严格条件的早期胃癌中使用

胃癌的主要手术方法及常见症状

幽门端切除术（胃远端切除术）

● 肿瘤位于距离贲门 3 厘米以上至幽门这个范围，进行胃的远端 2/3 切除，残存的胃和十二指肠或空肠进行吻合
● 在日本，肿瘤多发生在胃的远端，大多数患者接受这种手术方式

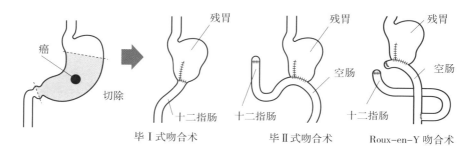

毕Ⅰ式吻合术　　　　毕Ⅱ式吻合术　　　　Roux-en-Y 吻合术

贲门端切除术（胃近端切除术）

● 胃上部和贲门切除，然后残胃和食管吻合，也有在胃和食管中间放置空肠的情况
● 肿瘤位于胃的上部（贲门附近），早期胃癌有时会采用这种手术方式

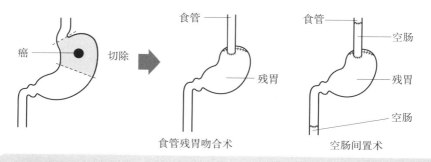

食管残胃吻合术　　　　空肠间置术

主要并发症

● 手术部位如果缝合不好的话，消化液一旦漏入腹腔，可引起腹腔脓肿（参见第 16 页）
● 术后一旦排痰不畅，可合并肺炎（参见第 14 页）
● 出现手术伤口感染（参见第 16 页）及出血可能

胃全切术

- 胃及胃周围淋巴结全部切除。切除后空肠上提和食管进行吻合
- 距离食管和空肠吻合部约 40 厘米的地方，将十二指肠和空肠进行吻合，以便十二指肠分泌的胰液等消化液进入空肠

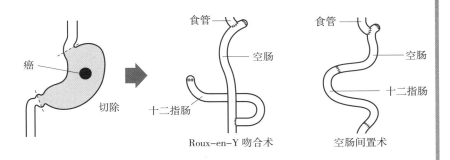

Roux-en-Y 吻合术　　　　　　　空肠间置术

保留幽门的胃切除术

- 和幽门端胃切除术相似，但是对于幽门及其相邻 3~4 厘米胃进行保留，保留调节食物排出功能
- 适于发生于胃体部的早期胃癌，且肿瘤距离幽门 4 厘米以上不伴有淋巴结转移

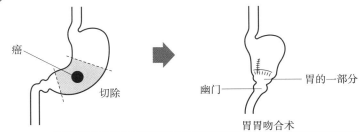

胃胃吻合术

主要后遗症
- 胃变小了，食物进入后可使胃或肠迅速膨胀导致不适（小胃症状，参见第 24 页）
- 食物一下子进入小肠，小肠对于过多食物进入会产生相应的反应，可引起心悸、发冷、多汗及腹痛等症状
- 胃全切术或贲门端胃切除术，由于贲门（胃入口）丧失了功能，食物及消化液可以向食管内反流，引起烧心的症状（反流性食管炎，参见第 22 页）

术后的住院生活

术后要安静休息，不要逞强

手术刚结束时麻醉药仍会发挥作用，但随着时间的推移，麻醉药的作用逐渐消失，患者会开始感觉伤口疼痛。疼痛一般在术后2~6小时感觉最强烈，手术2天后慢慢减轻并好转。当忍受疼痛成为身体恢复的负担时，建议接受止痛治疗。

刚做完手术时，身体上会留置引流血液、脓液、尿液的引流管，以及输液等使用的各种管道。为了防止这些管道脱落，在活动时要请陪护人员帮忙。

逐渐适应手术后饮食

手术当天任何食物都不能吃。嗓子感到干渴时，可以用湿润的棉签擦拭口腔。

根据手术方式不同，早的话术后第1天可以开始喝一点水，术后第2天或第3天开始，可以吃流食或者吃米和水按1∶20比例制作的粥。不要总是想着尽早进食，应该循序渐进一点点地适应。

吃一口饭休息一会，看看电视，读读报纸，再吃一口饭，然后把筷子放下，充分咀嚼，慢慢地吃喝。如果出现食物或者喝的东西不往下走，反而向上反流等异常感觉，千万不要忍着，请告知医生或陪护人员。

一旦状况稳定可以活动，争取尽早下床

近年来外科手术后，为了术后顺利恢复、防止肠粘连，推荐尽早起床活动。手术后第1天，在确定血压及脉搏稳定后，先慢慢起身。在护理人员协助下，确定能稳坐在床上，再慢慢站起来，尝试着一点点地向前走。

胃癌术后逐步恢复饮食

● 饮食通常每天 5~6 次，每次一点点，分餐进食。

术后天数	饮食内容
手术当天	禁食
术后第 1 天	开始饮水
术后第 2~3 天	果汁，3 分粥
术后第 4 天	5 分粥，点心
术后第 5~8 天	全粥，点心
术后第 9~17 天	根据身体状况调整为全粥或软饭，或恢复至普通饮食

注 3 分粥指米 1：水 20 比例制作的粥
　　5 分粥指米 1：水 10 比例制作的粥
　　7 分粥指米 1：水 7 比例制作的粥
　　全粥指米 1：水 5 比例制作的粥
　　（正常的米饭，米 1：水 1.1~1.2 比例制作）

摇摇晃晃站不稳时，即使是仅仅试着站起来深呼吸也是可以的。然后慢慢地平卧，等待下次机会。随着时间的延长，身体状态会逐渐恢复，因此没必要勉强去做。但是，如果连续数天始终一动不动平躺的话，会延缓身体恢复，并且还容易引起肺炎、肠粘连等并发症，因此，即使晚一点下床活动，术后第2天也要有意识地尝试进行少量活动。情绪低落、睡眠不佳时，可与医生交流，通过使用镇静催眠药等方法来调整睡眠。睡眠不足会妨碍体力恢复，从而会导致全身状态的下降。

● 训练深呼吸和排痰从而预防术后并发症

大多数情况下，术后1周左右可以进行伤口拆线。伤口完全愈合约需3个月。术后2周左右出院，大多数人可以回归到日常生活中。

胃癌手术时需要进行全身麻醉，同时要进行气管插管，通过气管插管供氧及给予麻醉药。待术后麻醉清醒后，可拔除气管插管，拔管后通常痰量会增加。术前吸烟的人，术后痰量增加会更明显。由于腹部伤口疼痛，不利于痰液排出，有时会产生肺不张，出现肺炎、肺实变。胃癌手术的伤口一般位于上腹部，胃全切术时，手术操作会接近横膈，和下腹部手术比较，更容易对呼吸产生较大影响。

为了预防术后肺部并发症，有时候在术前应进行呼吸训练。吸烟者术前一定要戒烟，可以按医生指示服用一些祛痰化痰的药物。

有利于预防并发症的康复运动

腹式呼吸

背部挺直，1、2
数两下，慢慢地
用鼻吸气

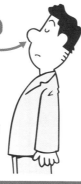

像吹口哨一样抿
着嘴，1、2、3、
4 数四下，慢慢地
呼气

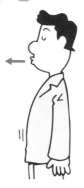

排痰

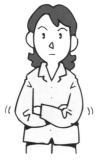

①2~3 次深呼吸以后，用
两个手腕紧紧地按压手
术部位

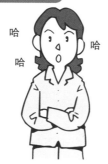

②大口吸气，然后保持 1~
2 秒后，哈、哈、哈地
使劲吐气

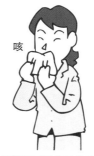

③反复练习把痰运送到嗓
子，然后有意咳嗽一下，
吐出痰

坐

①从床上起身
②坐在床上
③坐在床边
按上述方式逐步进行练习

走

在护理人员或者陪
护人员的帮助下，
从床边活动开始，
然后从室内到院内，
逐渐扩大活动范围
进行步行练习

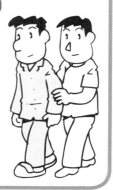

根据进食恢复和伤口愈合的情况判断是否可以出院

大多数患者在术后1周左右进行拆线。但是，如果手术切口化脓，或由于皮下脂肪液化导致持续有液体从手术切口渗出的话，住院时间会延长。

进食要从汤、稀粥开始，恢复顺利的话，术后2~3天就可以喝米和水按1：20比例制作的粥了。因为每餐进食量减少，所以在上午10点和下午3点等时间段可以进行少量加餐。如果一天食物摄入总热量能够达到1000千卡，就有可能出院了。恢复顺利的话，术后10~14天就可以出院。

即使没有发生特别严重的术后并发症，由于手术会严重影响肠道的运动功能，有时也会出现不能进食的情况；或者刚开始几天进食都很顺利，过了1周左右时间突然不能进食。根据症状不同有时候需要给予静脉输液治疗，同时减少进食量，有时也会延长住院时间，有时需要慢慢地恢复，没有必要勉强。

听医生讲解出院后的生活

术后检查即使没有异常，饮食也要慢慢恢复，如果没有严重体力下降或者没有并发症发生的话，就可以出院了。胃癌手术后，进食的方式等与手术前完全不同，因此，事前要听取医生、陪护人员以及营养师等相关人员的详细讲解，提前充分了解是非常必要的。而且越来越多的医生会简单讲解并指导患者及与其共同生活的亲属如何进行出院后的生活和饮食等。如果对于出院后有关生活方面存在不安和疑问，可以向医生详细咨询。

要点

以回归社会为目标在家休养

出院后到返回职场工作，到完全回归社会，需要花费较长时间。即使是身体恢复比较快，也需要数天到数周在家进行休养。因此，出院前，某种程度上自己有必要提前做好在家休养的准备。例如，出院后应该怎样进行饮食方面的准备等，这些事情需要提前考虑。

从手术到出院的流程

入院到手术当天	● 检查（血液学检查、X线检查、心电图、肺功能检查等） ● 听医生讲解关于手术及麻醉相关内容 ● 手术前一天限制除水以外的食物摄入 ● 服用泻药，排便
手术当天（术前）	● 更换手术服，麻醉后手术
手术当天（术后）	● 在输液以及保留尿管的状态下从手术室转运至病房或者恢复室，需在床上安静度过
手术次日	● 术后检查（血液学检查、X线检查等） ● 复诊，更换手术创口敷料 ● 如果有医生的指示可以开始喝水。在医生没有允许喝水时，如果感觉口渴可以通过漱口湿润口腔 ● 如果可能需要请护士协助尝试在床边站立
术后数天	● 开始进食 ● 在护士或者器具的协助下练习走路 ● 深呼吸，咳痰 ● 如果步行或者深呼吸时因疼痛而感到很痛苦，应接受止痛治疗，要积极尝试活动
术后 10~14 天	● 1 周左右伤口拆线 ● 可以恢复一定程度的进食 ● 可以步行去洗手间、浴室、卫生间等 ● 疼痛逐渐缓解 ➡ 讨论能否出院

< 满足出院的条件 >

 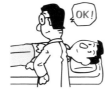 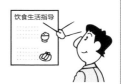

| 检查无异常 | 伤口继续恢复中 | 没有严重体力下降 | 理解并接受饮食生活指导 |

手术易引起的并发症及相应对策

需要注意术后并发症

　　术后并发症指术后较早发生的症状。随着医疗技术的进步，术后并发症的危险性已经大幅度下降了，但仍然没有降至零。

　　术后患者有时会出现持续出血、感染或肺部并发症等。而且原本身体就处于生病的状态，为了避免病情进一步恶化，术后精细的管理就变得非常必要。一旦出现并发症，会导致住院时间延长，有时候还可以从一个并发症引起其他的并发症，甚至还会出现危及生命的危险情况，所以必须高度重视。

易出现术后并发症的人群

以下患者容易出现术后并发症，术后管理特别重要

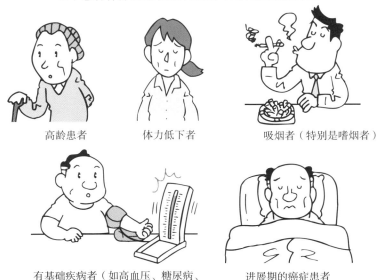

高龄患者　　　　　体力低下者　　　　吸烟者（特别是嗜烟者）

有基础疾病者（如高血压、糖尿病、　　　进展期的癌症患者
心脏病、肾病、肝病等）

术后主要并发症及相应对策

在胃癌术后引起的并发症中，可能会发展成重症的有胰瘘、吻合口瘘及肺部并发症。较轻的有伤口感染、吻合口狭窄及肠梗阻等。

胰瘘

在胃癌手术时胃周围的淋巴结也同时被切除了，当肿瘤进展到一定程度时，不仅是胃周淋巴结，胰腺附近的淋巴结也要进行扩大切除。采取上述手术操作时可能会发生胰瘘。

对于胃上部癌采取全胃切除时，要进行从胰腺尾部到脾的相关淋巴结清扫。根据肿瘤进展程度不同，有时需要进行脾或者胰尾部分切除。在胰腺周围淋巴结完全清扫的情况下，约15%的患者会发生胰瘘，在切除胰腺尾部时，约40%的患者会发生胰瘘。从胃的中部至下部切除时，也就是幽门侧胃切除术时几乎很少引起胰瘘。如果胰瘘量少可以自愈。但是胰瘘量较多时，会出现腹腔内积脓（脓肿），一旦出现这种情况，就需要花费一定时间来进行治疗。进行患病部位持续冲洗，而且有必要使用抗生素治疗。有时根据症状决定是否需要再次手术，或者患病部位留置引流管进行有效的清洗。为了防止病情加重，有时还需要使用抑制胰液分泌的药物。

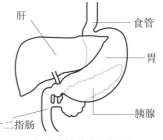

胃和胰腺的位置关系

备忘录
胃和胰腺的位置关系以及胰液的功能

从人体正面看，胰腺位于胃的后方，通过胰管向十二指肠分泌胰液。胰液中含有分解蛋白质的酶，如胰蛋白酶和糜蛋白酶，还有可以分解碳水化合物的淀粉酶，以及分解脂肪的脂肪酶等多种消化食物所不可或缺的酶类。

吻合口瘘

胃切除术后缝合的伤口没有完全愈合，消化液或者食物经过没有愈合的地方漏出来，这种情况称为吻合口瘘。胃全切术时食管和小肠的吻合部，幽门侧胃切除术时胃和十二指肠或者胃和空肠的吻合部可能会出现吻合口瘘。吻合口瘘的发生率根据胃癌手术方式不同会有所差异，胃癌术后约2%的患者会出现吻合口瘘。

吻合口瘘在手术次日有时就可以发生，也有经过1周左右开始进食时发生的。吻合口瘘可以引起发热和腹痛，如果手术时放置的引流管在手术后引流出了消化液，或使用造影剂进行X线检查看到有消化液漏出时都可以帮助诊断。

小的吻合口瘘大多数通过禁食，在观察的过程中就可以自愈。大的吻合口瘘有时候会合并腹膜炎，有再次手术的必要。一旦病情进一步加重，会出现感染、重要器官功能衰竭，甚至可以导致死亡。

肺不张、肺炎

手术后由于受到全身麻醉的影响（麻醉药吸入或者气管插管等），痰量会增多。如果能充分进行痰液引流一般无大碍。但术后由于伤口疼痛导致呼吸变浅，随之排痰也有困难，痰液在肺部蓄积就可能引起肺炎以及肺

要点

不要忍受疼痛

手术伤口的疼痛导致腹部不敢用力，会引起排痰不畅。不要忍着疼痛，可以找主管医生开具止痛药治疗。

预防肺炎

手术后，早期自由运动有预防术后肺炎的效果。刚手术完即便是卧床的状态，如果变换身体的方向，也有利于排痰（体位引流）；而且活动身体可以提高抵抗力，降低感染的风险。

不张等术后肺部相关并发症。

肺因排痰不畅，空气不能充分到达痰液淤积的部位，致使这部分肺功能丧失，从而导致肺容积或者含气量减少，肺组织被压缩，这种情况称为肺不张。另外，痰液淤积的部位可以引起肺部感染等，发生炎症时称为肺炎，需要使用抗生素等进行治疗。如果肺不张或者肺炎进一步加重，有时会引起呼吸衰竭。症状急剧恶化时，有时需要使用呼吸机辅助呼吸。高龄、呼吸功能较差或是体力状况低下以及有较长吸烟史的患者等，发生肺炎风险会增加，要特别引起注意。

胸水、腹水

胃癌手术后胸腔、腹腔有时会产生积水。多数是因为做淋巴结清扫术时伴随有淋巴液潴留，这也是腹腔内感染或炎症的原因之一。

胸水左侧居多，大部分可以自然消失，量较多时会压迫肺组织发生肺不张，可以用细针进行胸腔穿刺引流来治疗。腹水也可以随着手术恢复自然吸收，如果乳糜状白色的淋巴液在腹腔潴留较多会导致腹胀，这时有必要留置引流管引流出淋巴液。

卧位时的体位引流

根据痰液淤滞部位不同，变换身体方向或者角度，从而协助排痰

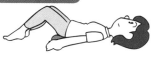
痰坠积在肺的前方时

仰卧位，双膝关节立起，在腰部下方放置枕头等

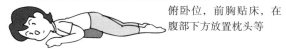
痰坠积在肺的后方时

俯卧位，前胸贴床，在腹部下方放置枕头等

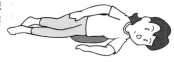
痰坠积在肺的侧方时

侧卧位，使有痰液淤积的一侧位于上方，在腰部下方放置枕头等

根据术后恢复过程不同有时也会有体位限制，在这种情况下，必须经过专科医生允许方可进行上述操作

肺栓塞

不仅仅是胃癌术后，凡是外科手术后身体不能活动的状态都要持续一段时间，下肢血管等（特别是深静脉）很容易形成血栓。这些血栓可能会随着血流进入到肺，并阻塞肺的血管引起呼吸困难，这种情况称为肺栓塞。这种情况有时候在飞机等狭小的空间里久坐后也会发生，会产生和"经济舱综合征"相同的症状。大面积肺栓塞时会合并心功能不全，严重者可能导致死亡。肺栓塞需使用溶栓药治疗。

腹腔脓肿

如果有吻合口瘘和（或）胰瘘，从消化道漏出的消化液或者在腹腔内积聚的淋巴液等都可以引起细菌感染，腹腔内积脓后会出现腹腔内脓肿，有时候这种情况需要二次手术将积脓清除干净。

伤口感染

手术后的伤口会引起细菌感染。大多数情况下需要处理伤口、排出脓液，使用抗生素治疗也可以改善。手术后很多患者会持续几天发热，如果长时间持续高热不退的话，要怀疑存在感染等并发症。

吻合口狭窄

胃切除后食管或者小肠等肠管连接的部位称为吻合口。吻合口狭窄会导致食物难以通过。手术后一过性水肿导致的狭窄，可以通过1周左右

要点 ·

在尽可能的范围内进行身体活动

除手术当天不建议活动外，应尽可能进行身体活动，争取早日恢复，同时预防术后并发症。即使不能起床或做全身运动，也推荐尝试进行手、足尖等轻微运动（参照第17页的图）。

的禁食治疗。少数情况，吻合口出现严重炎症反应会形成永久性狭窄，这种情况有必要使用内镜进行局部扩张治疗（球囊扩张）。

肠梗阻

各种各样的原因导致肠蠕动减慢，消化液滞留在肠道内，从而引起恶心、呕吐等症状称为肠梗阻。在胃癌手术后的恢复期，肠道麻痹导致蠕动功能严重下降会引起麻痹性肠梗阻。经鼻向肠内放入引流管，引流出肠液的同时，等待肠道蠕动功能的恢复。

术后经过一段时间出现的肠梗阻，是由于肠粘连或者肠扭转引起的机械性肠梗阻。出现突发性剧烈腹痛或呕吐，排便排气消失，同时伴有腹胀。有时手术很多年后还会出现上述情况。近年手术时，随着防止粘连的可吸收胶带使用的增加，粘连性肠梗阻的发生减少，但是其发生率仍没有完全降至零。肠梗阻的治疗方式是经鼻放入引流管，引流出消化液、肠内容物从而减压，等待肠道功能恢复。但等待数天后梗阻仍不能再通的患者，或者肠扭转疼痛并引起腹膜炎时，要通过外科手术进行粘连松解或将产生疼痛的肠道进行切除。

其他并发症

其他情况如手术时因受药物的影响，有时会发生肝肾功能损害。而有的患者对于手术过程中使用的缝线或器械会发生过敏反应，或血液中的电解质异常（钠或钾）时，高龄患者还因此会导致行为异常或者思维混乱，如错乱、谵妄等意识障碍。出现任何症状，都应该进行相应治疗。

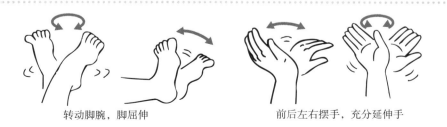

转动脚腕，脚屈伸　　　　　　　　前后左右摆手，充分延伸手

手术易引起的后遗症及相应对策

引起与消化吸收相关的各种症状

胃癌手术后基本上可以进食任何食物，但与手术前相比，消化吸收功能明显下降，因此减少每餐进食量，进食易消化的食物，做到少食多餐是很有必要的。饮食生活会因手术发生变化，作为手术后遗症，会产生与消化吸收相关的各种症状。

根据术式及切除范围不同症状各异

对胃的哪个部分进行切除或者进行全胃切除等，根据手术的方式不同表现出来的症状也不尽相同。

例如，胃全切时（胃全切术，参见第5页），一次大量进食或者进食速度过快时会表现为倾倒综合征（参见第20页），引起心悸、发冷、大汗或无力等症状。

胃部分切除时，在胃体积缩小的情况下（幽门端切除术，参见第4页），如果不注意进食量或者进食速度的话，进食后胃很快膨胀，会产生腹部不适的小胃症状（参见第24页）。除此以外，无论是胃的全部或者部分切除，都容易引起消化液反流，表现为进食后胸骨后烧灼感，进而导致反流性食管炎（参见第22页）。

....

备忘录
并发症及后遗症

并发症是伴随手术在术后较早期出现的症状。与之相对的是后遗症，即手术恢复后即使经过比较长的时间还有可能出现的症状。胃癌手术后因为不可避免地丧失胃功能，有必要在日常生活中逐渐适应和恢复。

知晓如何实现更加舒适的生活

胃癌术后胃全部或者部分切除，因为食管或者十二指肠、空肠等进行吻合，后遗症常见于肠道等周围的器官。例如，由于手术的影响，肠道的运动功能下降，可能会导致腹泻（参见第25页）、腹部胀气、排气困难等。消化吸收功能的改变与营养状态息息相关，有时会出现消瘦、贫血（参见第23页）以及骨质疏松（参见第23页）等。

即使有后遗症，如果能了解相应的处理方法，也能过上比较舒适的生活。与消化、吸收相关的症状，有可能会通过注意控制进食量、进食次数及进食速度等来改善。在出院后的生活中请不要着急，慢慢地进行搭配组合。

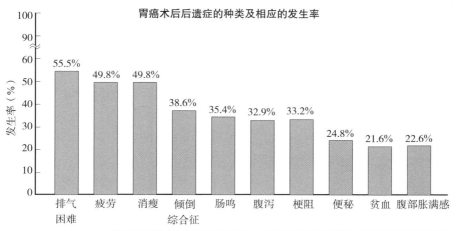

胃癌术后后遗症的种类及相应的发生率

（2004 年阿尔法俱乐部的问卷调查。以胃癌手术后 3 年以内的 319 名会员为对象）

主要的后遗症及相应对策

胃癌手术后容易出现的主要后遗症及其相应对策如下。

倾倒综合征

胃癌手术后，因为没有经过充分消化的食物迅速进入小肠，引起各种各样的症状称为倾倒综合征。"倾倒"有坠落的意思，表现为胃切除术后进食的食物迅速落入小肠。

没做胃癌手术时进食的食物可以在胃中进行搅拌，并且一点一点地运送至小肠。但是胃癌手术后，进食的食物在没有消化的状态下快速进入小肠，会引起血糖的急剧变化及各种激素的分泌，产生发冷、出汗、心悸、全身疲劳感等不适的症状。

接受胃全切术时特别容易发生倾倒综合征，接受保留幽门的胃切除术时其发生率较低，但是也存在个体差异。具体的症状、发生的频率根据手术范围、手术方法不同而有所差异。

在进食过程中到进食30分钟内发生的称为早期倾倒综合征，进食2~3小时后发生的称为晚期倾倒综合征，两者虽然有很大不同，但是有时也无法区分到底是哪个类型。

伴随进食血糖水平的急剧变化及激素分泌的变化，不同类型倾倒综

备忘录
进食后血糖值的变化和倾倒综合征

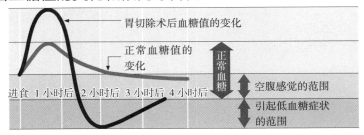

合征容易出现的症状及其相应的处理方法如下。

● **早期倾倒综合征**

症状　吃进的食物还未经消化快速进入小肠，小肠壁急剧膨胀。同时也促进了5-羟色胺等神经递质及消化道激素的分泌。为了消化食物血液会大量聚集到小肠的毛细血管床，因此导致全身循环血容量不足，表现为突然血压下降、贫血、眩晕、心悸、乏力、发冷、出汗等全身症状。

随着毛细血管内的血液充盈，肠液或者进入到肠管内的水分会使患者感到腹部胀满，出现腹痛、肠鸣等症状。小肠内未消化的食物还没有被肠道吸收就通过了，有时还会引起腹泻。

对策　胃癌手术后共同的处理方法：①慢慢地充分咀嚼；②一点一点地进食；③不要拘泥于一日三餐，要少食多餐，可以每天5~6次进餐等，这些都是基本应对策略。一口饭经过数十次的充分咀嚼后，可以使进食的食物与具有消化功能的唾液混合。饮水的时候也要有一点一点、慢慢喝的意识，注意调节不要一次让大量的食物进入小肠；也要减少进餐时的水分摄入量。除此以外，如何在饮食上下功夫，请参考第3章的内容。

● **晚期倾综合征**

症状　手术前食物可以缓慢地进入小肠，充分地进行营养吸收，随着血糖升高，与之相对应的胰岛素的分泌增多，可以使血糖平稳地降至正常。但是胃切除术后由于食物快速地进入小肠，血糖水平急剧上升。为了将血糖降至正常需要分泌大量胰岛素，食物一下子通过小肠，还没来得及进行糖分的吸收就结束了，同时由于分泌了过量的胰岛素，会引起低血糖。结果反而成了低血糖状态，引起无力、疲倦、头痛、困倦等全身症状。一般在进食后2~3小时出现，低血糖严重时会出现意识丧失。

对策　慢慢地进食，控制急剧升高的高血糖，从而也能控制反应性低血糖的发生。而且以进食后2小时为基准，通过少量加餐或者吃些点心预防低血糖的发生也是一个不错的方法。低血糖出现时，可以摄入含有糖分的糖果、糖水或含糖饮料等来缓解上述症状。外出时要随身携带一些糖果，这样会比较放心。

反流性食管炎

胃的入口（贲门）、出口（幽门）由于手术进行了切除，因此防止反流的功能受损，由于刺激性强的酸性胃液或碱性的胆汁、胰液等十二指肠液反流会引起不适的症状，大多见于接受了胃全切术、胃近端切除术的患者。

症状 进食后恶心、胸骨后烧灼感、嗓子或胸部烧灼感，进而引起疼痛等。进食后或睡眠中，有苦味的液体或者酸味的液体往上反流，有时会使心情变得非常糟糕。还会导致食管黏膜的炎症、肿胀及溃疡。

对策 保护食管黏膜，服用可以中和胃酸的药物。

以胃酸反流为主时，使用H_2受体拮抗剂、质子泵抑制剂、抑酸药等。对于碱性液体的反流，要使用胰蛋白分解酶抑制剂等。关于睡眠时的反流，可以通过调节枕头的高度来预防和改善。如果通过药物无法改善，症状明显且长时间持续存在，可能需要进行再次手术，为预防反流进行手术重建。

梗阻

胃的入口（贲门）不仅具有防止胃液反流的功能，还可以帮助食物顺利进入到胃。胃全切术后或者贲门侧胃切除后，由于贲门切除了，食管直接和胃或小肠进行吻合。如果运送食物的食管运动和接受食物的胃或小肠活动不顺畅，就会产生梗阻。

要点 ....

症状不同对策不同

有的患者进食苹果或酸奶等食物可以减轻反流性食管炎的症状。关于再次手术，碱性十二指肠液反流时从毕式手术改为减少胆汁或者胰液反流的Roux-en-Y吻合术（参见第4页），有时可以让症状消失。

症状　胸部不适、进食困难。如果饮水也感觉困难，并且在这个基础上进一步加重的话，那么食物和水都不能下咽了。

对策　充分咀嚼并且一小口一小口地饮水。最初可以吃一些容易下咽、稍微黏稠的食物，如粥等能够缓解进食梗阻。也有人通过身体向后仰，在姿势上下一些功夫也会让自己变得舒服些。

吻合口狭窄时（参见第16页）可以与医生探讨是否可以通过球囊扩张治疗（狭窄部插入像气球一样的器具然后进行局部扩张治疗）。

营养不良、贫血

胃手术后由于食物不能在胃进行消化，因此导致肠内营养物质吸收障碍，会引起体重下降及营养不良性贫血。特别是维生素B_{12}、铁或钙等吸收减少，是导致贫血、骨质疏松等的主要原因。

症状　贫血会表现为面色较差，有时还会出现头晕、眼花、走路不稳等不适。

对策　接受胃全切术时，大部分维生素B_{12}不能被吸收，因此有必要通过注射维生素B_{12}来补充。为了预防贫血，推荐摄入猪肝或菠菜等富含铁的食物。如果进餐不能保证营养物质充分摄入时，可以购买市面上容易被肠道吸收的营养补充剂、高能量液体营养制剂等进行补充，有时需要通过医生处方进行购买。

骨损害、骨质疏松

骨形成所需的钙要经过胃酸的离子化后才能在小肠被吸收，因此，胃癌术后会导致钙质吸收受损。为了弥补血液中钙的不足，储存在骨骼中的钙会溶解释放入血。因此，可以见到很多患者在手术多年以后出现骨密度下降。特别是绝经后的女性，由于骨密度降低，很容易出现骨质疏松，要特别注意。

症状 腰痛、手脚疼痛，很容易出现抽筋的症状。骨量减少，随着骨质疏松的发展，发生腰椎压缩性骨折、股骨颈骨折等风险增高。

对策 推荐进食小鱼或乳制品等含钙丰富的食物。在治疗用药中，抑制骨溶解的双膦酸盐类药物有效。但是双膦酸盐类药物不易从肠道吸收，口服药物很容易和进食的食物相结合，所以一定要注意服药方法。每天1次，起床时服用，服药同时饮用1杯水，避免进餐或与其他药物同服，服用后30分钟内尽量不要平卧。

小胃症状

胃的一部分或大部分切除后，由于胃的体积变小，可以引起各种各样的症状称为小胃症状。

症状 如果不注意进食量和进食速度，进餐后胃很快膨胀，会导致腹部不适。胃的运动及消化功能也会下降。

对策 养成少食、慢慢进食的习惯。进食量和进食速度要与手术后器官的功能状态相匹配，多花一些时间调整适应，进食方式也很重要（参见第3章）。

术后胆石症

胃癌术后胆囊功能下降，可以引起胆囊炎及胆囊内结石（胆石）。

症状 即使已经形成胆结石，多数情况下也没有症状，因此，没有必要进行特别的治疗。偶尔引起急性胆囊炎，这种情况有必要进行手术。有时会出现从右上腹放射至右肩的剧烈疼痛或绞痛，严重时可以出现黄疸、发热及恶心。

对策 症状严重时有必要进行手术。在胃癌手术时，有时为了预防胃癌术后的后遗症，术前要把胆囊切除。胆囊是储存、浓缩肝脏所产生胆汁的器官，与十二指肠相连，向十二指肠内排放胆汁协助脂肪的消化和吸收。因为胆囊不负责生产胆汁，即使是切除也无大碍。

排气困难、腹泻、便秘等

消化道因为手术进行吻合后，腹腔内环境就发生了改变，因此会导致肠道功能降低，引起各种各样的症状。

症状　积气后感觉腹胀，有时还会感觉排气困难，且残存的胃和肠道不能进行充分的消化和吸收，导致大便变稀进而引起腹泻。肠道功能下降，蠕动减慢，有时还会出现便秘。

对策　多数情况通过注意进食食物的种类可以改善。持续腹泻时，需要医生给予调节肠道菌群的药物或者止泻药来控制症状，同时还要注意预防脱水。便秘时要注意进食食物的种类，需要医生开具通便药物来改善症状，同时还要适当运动。

要点

腹泻时的进食

轻微腹泻时，不要进食过多促进排便的膳食纤维。尽量避免进食面包、薯类、碳酸饮料等容易引起腹胀的食物及不易消化的食物（参见第54～57页）。

回归职场的时机及注意事项

● 出院后大约什么时候可以重返工作

出院后重返职场或学校的时机因人而异。不仅是胃癌手术，对于开腹手术，如果术后恢复较快的话，有人从出院后2周到1个月就能回归职场，也有人数月后才能回归。

接受什么样的手术、手术方式及术后出现的症状、术后体力恢复情况等因人而异，所以不要急于判断恢复时间。出院后经过在家休养，慢慢地伤口疼痛逐渐消失，并且逐渐习惯适应和术前不同的进食方法后，要积极地尝试外出活动。如果能多参加外出活动，在某种程度上自己慢慢地也可以对是否能重归职场进行判断，如果担心自己的判断不够准确时，请坦率地向主管医生咨询。

● 从轻工作开始慢慢向正常工作过渡

回归职场时，要事先在一定程度上告知工作单位手术后恢复的经过。因为在职场中通常对于午休和进餐的时间等会有所限制。如果把手术后要少食多餐等情况提前告知工作单位的话，就可以安心地进行工作了。回归职场后在工作上不要勉强，建议从轻工作开始慢慢地向正常工作过渡。

要点

得到家庭成员及周围人的理解和帮助

和术前相比，进食量、进食时间、进食次数均发生了变化，如果事先向周围的人解释清楚会更加安心。

从出院到回归职场

出院

大多数情况从手术开始 10 天至数周（根据手术方式有所不同）

- 伤口有轻微疼痛
- 饮食从粥开始慢慢地恢复至正常，少食多餐

在家休养

从出院数天至数周在家休养（根据手术方式及体力下降程度有时也需要数月进行恢复）

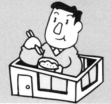

- 看情况一点点增加食物的种类（吃什么样的食物会不易消化、吃什么样的食物会引起腹泻或便秘等，根据情况可以一种一种地去尝试）
- 积极锻炼身体，增强体力
- 习惯术后的饮食方法，体力恢复后，要增加外出活动

回归职场的准备

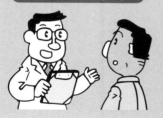

- 外出时可以尝试到职场附近等地方，也可以试着上下班
- 和主治医生商量后决定是否回归职场，并且必要时需要主治医生提供交给单位的诊断证明书
- 对于职场中人有必要把术后的经过向单位进行一定程度的汇报，为回归职场做准备

回归职场

出院后数周至数月（根据手术方式及体力下降的程度，有时需要半年以上的时间。根据职业种类不同也会有所差异）

- 最初从轻工作开始，慢慢地恢复到正常工作（对于以体力劳动为主的工作，有时很难快速回归到正常工作中）

● **心理咨询、药物处方**

胃癌手术后，由于胃体积缩小甚至丧失，加上身体变化，对于精神方面的影响也不小。即使身体状况慢慢地恢复，有时也很明显地感觉到手术后和曾经健康时的自己并不一样，由此会感到很大的落差，并因此产生悲伤的情绪。对于工作或回归职场方面的担心及对于复发的不安也会增加精神创伤的发生。

这些烦恼及不安，请向医生或者护士等医疗工作人员毫不隐瞒地说出来。心理不踏实或强烈不安时会失眠，如果向医生说明，可以获取一些镇静催眠药等。根据症状不同，有时可以接受精神科医生或临床心理医生相应的、为改善症状进行的心理咨询。

● **聊天可以让心情愉悦**

住院期间每天都有和医生、护士、同病房病友等交谈的机会。但出院后往往和其他人接触的机会减少，如果这种状态持续，心情也会自然而然地变得内向。一点点地扩大活动场所，要保持和附近的人互相寒暄等，积极地创造与其他人相处的机会。与人交谈有利于促使精神创伤恢复。

如果有困难，利用交谈支援中心（参见第106页）是不错的选择。虽不能迅速解决问题，但可以把烦恼的事情向他人述说，从而调整心情，让心情变好。

● **把手术看作人生的新起点**

接受胃癌手术时，有必要把这件事情作为事实接受，但是对这件事不要过度思虑。与其认为接受手术是人生的"倒退"，倒不如试着认为这是"新起点"。可以思考今后想要尝试去做的事情等（旅行、兴趣、工作、人生目标等），保持勇往直前的勇气很重要。

第 **2** 章

胃癌术后辅助化疗

术后辅助化疗的目的

用抗癌药物预防术后复发

胃癌根治性治疗方法是以手术切除为根本。即便通过手术把癌组织全部切除，可能在体内仍会残留肉眼看不到的微小癌细胞。如果这些残留的癌细胞增殖就会引起肿瘤复发。特别是肿瘤浸润胃壁较深、周围淋巴结有转移时，复发的可能性会增加。当具有上述危险因素时，胃癌术后需要使用抗癌药物消灭残存的癌细胞，称为术后辅助化疗。

术后辅助化疗的对象为分期（参见第113页）为Ⅱ~Ⅲ期的进展期胃癌患者。而复发风险较低的Ⅰ期胃癌即早期胃癌患者，基本上不用术后辅助化疗。

替吉奥为基础的术后辅助化疗提高生存率

预防术后的复发，常用抗肿瘤药物是替吉奥（口服药）。这个药物是日本研发的抗肿瘤药物，2010年的胃癌治疗指南推荐以替吉奥为基础的术后辅助化疗作为标准治疗。

替吉奥是由替加氟、吉美嘧啶和奥替拉西钾3种成分组成的，替加氟在体内可转变为氟尿嘧啶从而破坏癌细胞，吉美嘧啶可以使氟尿嘧啶持续发挥作用，奥替拉西钾可以减轻氟尿嘧啶引起的胃肠道不良反应。氟尿嘧啶是一种对于不同种类的癌都具有抗癌效果的药物，也用于进展期、复发的胃癌治疗。

胃癌是对于抗肿瘤药物反应不佳的肿瘤。抗肿瘤药物治疗还缺乏循证医学证据（科学依据）。但是在2006年日本发表的"ACTS•GC"的临床研究中证明，替吉奥术后服用1年与单纯手术治疗组相比，生存率明显提高，因此该药成为术后标准治疗。

替吉奥以外的其他药物作为术后辅助化疗方案

除了替吉奥以外，胃癌治疗指南推荐用于术后辅助化疗有效的药物有替加氟•尿嘧啶。

但是由于临床研究病例数比较少，研究也没有像替吉奥一样能覆盖所有Ⅱ~Ⅲ期胃癌，因此不能成为胃癌术后的标准治疗。如果患者不能使用替吉奥，也不失为一种治疗选择。

对于药物治疗效果不佳的胃癌，随着新的抗肿瘤药物登场等，可以缩小肿瘤、延长生存等，治疗效果也在逐渐提高。

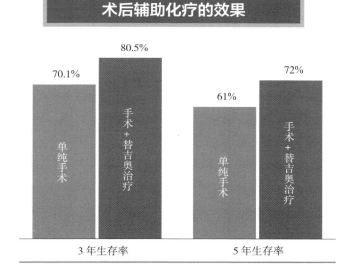

术后辅助化疗的效果

80.5%
70.1%

手术 + 替吉奥治疗

单纯手术

72%

61%

手术 + 替吉奥治疗

单纯手术

3 年生存率　　　　　　5 年生存率

（山口俊晴等　日本胃癌治疗学会　2010 年）

Ⅱ ~ Ⅲ期胃癌术后的患者，手术后分为进行 1 年替吉奥辅助
化疗组和术后没有进行治疗组，比较治疗后的生存时间。结
果显示，无论是 3 年生存率还是 5 年生存率，替吉奥治疗组
优于单纯手术组 10% 以上，证明了其有效性。根据上述研究，
替吉奥成为胃癌术后辅助化疗的标准治疗方案。

术后辅助化疗的内容

应用抗肿瘤药物预防术后复发

替吉奥术后辅助化疗应在手术后等待恢复期内开始。原则上应在术后6周内开始。治疗方式根据所表现出来的不良反应不同而有所不同，基本上是替吉奥服用4周，休息2周，6周为1个周期，术后治疗1年。

服用方法基本为一天2次，早餐和晚餐后各1次，服用剂量医生会根据患者量身定制。而且替吉奥既有胶囊制剂，也有颗粒制剂和舌下含服制剂。

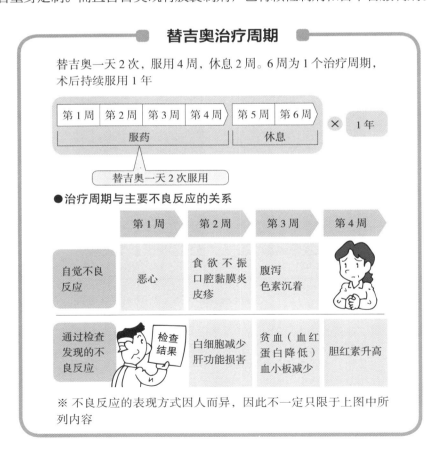

替吉奥治疗周期

替吉奥一天2次，服用4周，休息2周。6周为1个治疗周期，术后持续服用1年

第1周	第2周	第3周	第4周	第5周	第6周	×	1年

服药 — 休息

替吉奥一天2次服用

● 治疗周期与主要不良反应的关系

	第1周	第2周	第3周	第4周
自觉不良反应	恶心	食欲不振 口腔黏膜炎 皮疹	腹泻 色素沉着	
通过检查发现的不良反应	白细胞减少 肝功能损害	贫血（血红蛋白降低） 血小板减少	胆红素升高	

检查结果

※ 不良反应的表现方式因人而异，因此不一定只限于上图中所列内容

出现严重不良反应时的治疗周期

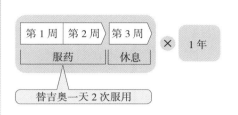

通常在 6 周的服药周期中，有时会因不良反应严重导致难以继续治疗，这种情况一般可以调整为服药 2 周、休息 1 周的 3 周治疗周期，即使改变服药方式，术后 1 年的治疗时间是不变的

●这种情况要注意!

出现以下症状时，要停止用药，立即联系主治医生，请求指示

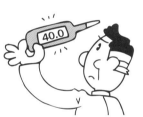

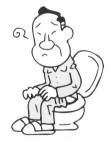

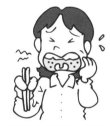

体温超过 38 摄氏度的发热

一天超过 4 次的腹泻

由于口腔黏膜炎、恶心等不能进食

不良反应严重时调整服药时间及药量

应用替吉奥治疗期间常见消化系统不良反应。在这些消化系统不良反应中，由于近年来高效止吐药的问世，对于恶心、呕吐等除了遇到症状特别严重的情况，基本上都可以维持常规的治疗周期。

但是对于替吉奥和手术合用时，就不是这种情况了，有时候可能会产生严重的不良反应。不良反应严重时很难按常规的周期进行治疗，像上图中所述的，通常6周的治疗周期可以改为3周1个周期，或者通过减小服药剂量等来解决。

坚持术后1年的治疗是成功的关键

术后辅助治疗的目的是预防术后的复发。

实际上，即使是在证明替吉奥有效性的大规模临床研究中，在按照计划完成治疗的患者中也有中途停药或者减量的，但是只要患者能完成当初计划总量70%以上，那么与未完成的患者相比较，治疗效果也有提高的趋势。

术后化疗主要为了清除影像学检查无法看到的微小残留癌细胞。因此，不像一般的化疗，不能通过检查真切地感受到实际的治疗效果。在完全不知道治疗效果的情况下，还要忍受着不良反应坚持完成1年时间的服药，对于患者来说不是一件令人愉快的事情。

定期到医院复诊的优点是可以接受检查、评估及治疗，但是也会因为往返医院可能容易忘记服药。因此，充分了解为什么要进行上述治疗，并且积极地坚持治疗十分重要。

通过各地区医疗协作机制使患者在当地医院治疗成为可能

为保证患者顺利地进行术后辅助化疗，近年来令人关注的方法是"各地区医院协作的临床医疗路径（协作路径）"。这个路径由肿瘤诊疗协作定点医院等核心医院和地区的执业医师等共同组成，能共享患

◗ 做好服药记录 ◖

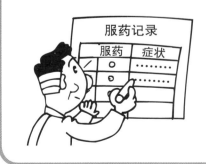

在治疗中为了防止忘记服药，最好能做服药记录。除了每天按照医嘱服药并记录以外，如果出现不良反应等也要记录下来。做好服药记录不仅可以预防忘记服药，还可以在早期发现用药的不良反应，这对医生判断病情、制订治疗计划也是很有帮助的。也可以自己制作服药记录

者诊疗相关信息（治疗内容、治疗日程安排、各医疗机构的任务分配等），例如，建立同一患者通用的诊疗记录。术后辅助化疗时，如果需要专门的技术或者设备进行必要的检查和治疗，由肿瘤专科医院承担；一般的查体、治疗过程中观察血液学指标的变化，开具替吉奥处方等可以由当地执业医师完成。患者接受的全部治疗、体力状况改变等可以写入协作路径中，无论在哪个医疗机构就诊都能接受适合的治疗。这样患者就没有必要特地去专科医院看病了。而且胃癌的专科医院和承担诊疗的专科医院不同，如果是地方医疗机构，像高血压等一般性疾病也可以在术后辅助化疗期间同时进行治疗。在接受替吉奥治疗期间，有的患者还会同时有一些需要特别注意的合并用药，如果患者需要服用癌症治疗之外的治疗其他疾病的药物，在地方医院就诊会很有优势。

术后辅助化疗的注意事项

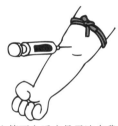

白细胞减少等不良反应是无法自我察觉的，要通过检查明确，因此必须接受定期检查

事先了解治疗引起的不良反应的相应处理方法非常重要

不良反应……

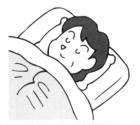

保证充足的睡眠，注意身体管理，也是能顺利进行治疗的重点

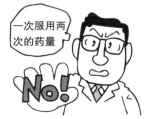

一次服用两次的药量

NO!

如果这次的药忘记服用，严禁下次将两次药量一起服用

化疗的不良反应及相应处理方法

化疗药也攻击正常细胞

很多抗癌药物通过损伤癌细胞DNA从而抑制癌细胞增殖。在胃癌治疗中应用的替吉奥就是其中的一种。癌细胞具有比正常细胞分裂更加活跃的特征。而抗癌药物可以破坏细胞分裂过程中的DNA，因此，比起正常细胞，抗癌药物对癌细胞的作用更强。

但在正常细胞中也有分裂活跃的情况，如胃肠道等黏膜、造血组织（骨髓）、发根等细胞比起身体其他组织细胞，它们的细胞分裂更加活跃，因此容易受到抗癌药物的影响。抗癌药物的不良反应大多因此而产生。当然分裂速度较慢的细胞有时候也会受到抗癌药物的损伤。近年来，也开发出不少不良反应相对较少的抗癌药物，即使是有新药登场，但实际上也不能完全避免不良反应发生。

要正确理解不良反应，出现异常时要给予恰当的处理

一般抗癌药物的不良反应比其他的药物强，有时甚至危及生命。因此，接受化疗时很多人会担心不良反应发生。但现在对于不良反应的处理方法正在不断进步中，如果给予及时治疗就没有必要为此产生恐惧。没有不良反应是最好的，但是由于担心不良反应而躲避必要的治疗，并因此增加复发的风险那就本末倒置了。

治疗后产生的不良反应会因人而异，不同的抗癌药物不良反应也不同，但是大部分不良反应是可管可控的。治疗前先详细咨询主管医生，担心症状出现时尽快向医生汇报很重要。胃癌术后辅助化疗使用替吉奥，出现频率较高的不良反应是恶心等消化道症状以及贫血等骨髓抑制。除此以外，不同的人会出现许多不同的不良反应，和出现复发、转移时使用的抗癌药物（参见第133页）一样，对于主要的不良反应进行说明。

恶心、呕吐

● 精神因素有很大影响

恶心、呕吐是一种最被人们熟知的抗癌药物不良反应。通常认为抗癌药物可以刺激大脑的呕吐中枢等，也可以损伤胃肠道黏膜，因此会产生恶心、呕吐的不良反应。

大部分抗癌药物治疗时会导致恶心、呕吐。替吉奥属于氟尿嘧啶类药物，很容易引起上述不良反应。而且在替吉奥中有为了减轻胃肠道不良反应的奥替拉西钾，所以与其他氟尿嘧啶类药物相比较，恶心、呕吐的程度减轻。此外，顺铂胃肠道不良反应的发生率也很高。

精神状态也很容易对胃肠道产生影响。一旦有"一使用抗癌药物就会产生恶心、呕吐"这种先入为主的观念或者"怎么还没出现？"这样的不安情绪，不适症状也会加重，同时还会导致住院时间延长。

恶心、呕吐大多见于从服药开始1周左右的时间，症状会持续数天，但最终一般会恢复正常。如果能了解相关知识，并且在此基础上做到精神放松对于缓解不适非常重要。

● 使用止吐药控制症状

对于恶心、呕吐的治疗以药物为主。近年来，5-羟色胺受体拮抗剂等优秀的止吐药物被开发，症状基本上可以得到控制。有时也会和激素联合使用进行止吐。精神因素导致的恶心、呕吐，还可以使用抗焦虑类药物。

而且根据不同的人，鲜花或食物等气味，厕所或者污物产生的臭气等都可以成为引起恶心、呕吐的诱因。要注意去除这些不愉快的诱因，保持房屋清洁。另外，呕吐以后迅速用凉水漱口，口里含冰也会感觉清爽一些。

腹泻

● 要注意重症化

和恶心、呕吐一样，腹泻也是氟尿嘧啶类药物常见不良反应的一种。伊立替康有时也会引起剧烈的腹泻。

根据抗癌药物的不同，腹泻可以分为两种类型。一种是速发型（胆碱能作用）腹泻，是在药物的作用下，交感神经和副交感神经平衡紊乱，从而导致腹泻发生，一般从服药开始24小时内出现。另一种是迟发型腹泻，通常是药物损伤肠黏膜引起的，常见于服药24小时以后出现。

对于替吉奥来说，多于服药2周以后出现。迟发型腹泻的发生率比较高，也容易出现重症化。腹泻一旦加重，由于脱水可以引起肾功能不全，有时甚至危及生命。如果出现每天达10次以上的剧烈腹泻或者持续3天以上腹泻，请迅速联系医生。

● 补充水分预防脱水

腹泻治疗时通常会使用止泻药、调节肠道菌群的药物等。而且像前面所说的，症状严重时会引起脱水，有导致肾功能不全的危险，因此用温茶水、常温的运动饮料等充分补充水分十分重要。情况严

腹泻时的处理方法

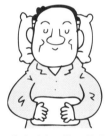

一点点进食温热、易消化的食物，少食多餐

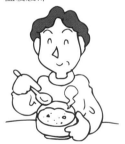

用暖水袋或电热宝等温暖腹部

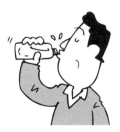

为了预防脱水要多补充水分

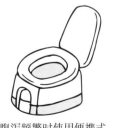

腹泻频繁时使用便携式厕所会更加便利

重时需要输液治疗。

　　身体活动也可能会影响肠道，从而诱发腹泻；精神应激也可以促进肠道蠕动产生腹泻，这些都要注意。保持身心平静也是预防腹泻的关键点。而温暖腹部不仅可以降低肠道蠕动，还有缓解腹痛的作用。

　　在饮食生活方面，要注意进食温热的、营养价值高的、易消化吸收的食物。但是，乳制品易使肠道酸性化，易损伤肠黏膜，因此接受伊立替康治疗的患者禁止摄入乳制品。

口腔黏膜炎

● 必须治疗，重在预防

　　因为口腔内覆盖的黏膜细胞分裂活跃，所以容易受到抗癌药物的损伤。很多抗癌药物可以引起口腔黏膜炎，而在使用替吉奥等氟尿嘧啶类药物的患者中更常见。一般在治疗开始后第1周容易出现，口腔黏膜炎在白细胞降低时会加重，炎症部位易发生细菌感染，引起发热、疲倦感和失眠等。有时导致全身状况恶化，在治疗过程中要特别注意口腔的护理。

　　口腔黏膜炎虽然是一过性的，但一定要重视并治疗。因为一旦出现口腔黏膜炎只能等待黏膜再生恢复，所以预防最重要。

● 使用止痛药治疗剧烈疼痛

　　刷牙、漱口可以保持口腔内清洁，这是预防口腔黏膜炎的基础。每天三餐后和睡觉前都要刷牙，要使用软毛牙刷，但过度刷牙也会损伤口腔黏膜，反而起到反作用，这点请特别注意。由于口腔黏膜炎会导致剧烈疼痛，需要根据症状使用止痛药治疗。

　　一旦出现口腔黏膜炎，进食一定会很困难，为了能继续治疗，通过饮食维持体力也很重要。要注意避免刺激性食物，补充软的、易消化且营养丰富的食物。

● 使用替吉奥时要特别注意

红细胞、白细胞、血小板在骨髓中生成。骨髓是细胞分裂活跃的地方，因此会受到抗癌药物的严重影响。红细胞或者血红蛋白减少可引起贫血，白细胞减少易引起感染，血小板减少易引起出血。

骨髓抑制大多是由抗癌药物引起的，特别是在使用氟尿嘧啶类药物时发生率较高。替吉奥和其他氟尿嘧啶类药物相比消化道不良反应减轻了，但骨髓抑制加重了。即使都是骨髓抑制，替吉奥和其他氟尿嘧啶类药物相比白细胞减少发生最早，其次是血小板和红细胞的减少。

● 没有自觉症状的贫血

轻度贫血时，可以表现为皮肤、口唇或睑结膜的苍白，有时也可以没有症状。随着贫血的加重，组织氧供进一步降低，就会表现为心悸、气短等症状。一般血红蛋白低于80克/升时会产生心悸、气短等症状，以这个数值为基准决定是否需要给予补充铁剂或输血治疗。

贫血与感染（白细胞减少）、出血倾向（血小板减少）相比较，虽说危及生命的危险性小，但如果置之不理、不治疗的话，会引起心功能不全、嗜睡，千万不可大意！

● 白细胞减少会增加感染风险

白细胞是身体免疫系统的主角，其数量减少后容易引起各种各样的感染。严重时会危及生命，因此要注意。但白细胞减少时一般没有自觉症状，所以接受定期检查很重要。特别是占白细胞总数约60%的中性粒细胞减少时，感染风险会明显增加。

出现感染时要使用抗生素治疗。尤其在发生中性粒细胞减少伴发热时要住院进行严格规范的治疗，同时使用具有促进中性粒细胞生成作用的粒细胞集落刺激因子（G-CSF）治疗。

● 血小板减少会增加出血风险

轻微的触碰就能形成皮肤淤青，频繁的鼻出血，以及一点小伤都出血不止时，要怀疑血小板减少。如果出现瘀斑或鼻出血等情况，需要在复诊时告知医生，如果置之不理有时候会导致脑出血。为了不让血小板在不知情的情况下下降到无可挽回的地步，通过定期检查来提前获知血小板的情况很重要。血小板下降的时间一般从治疗2周后开始。血小板的正常值是每升（ $100 \sim 300$ ） $\times 10^9$ 。血小板低于每升 100×10^9 时，止血的时间会延长；血小板低于每升 30×10^9 时，即使是很轻微的刺激，也容易出现牙龈、鼻、黏膜、皮下的出血。通常血小板低于每升 20×10^9 时要输注血小板治疗。

预防出血的注意事项

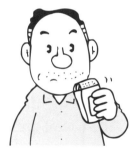

谨慎选择锐利的物品，刮胡子时使用电动剃须刀对肌肤更加轻柔

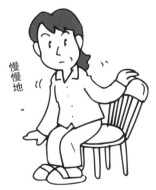

为了避免跌倒和损伤，即使是不经意的动作也要小心

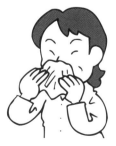

用力擤鼻涕容易导致鼻出血

色素沉着

● 大多数在治疗后可以恢复正常

色素沉着是氟尿嘧啶类药物常见的一种不良反应，替吉奥治疗时也经常会出现。可以表现为手足指端发黑，但治疗结束后会慢慢恢复至正常。虽说会出现色素沉着，但在这种情况下也没必要停止服药。

随着色素沉着加重，如果出现颜面或身体发黑、指尖的皮肤剥脱，每天会出现皮肤破裂出血等症状，有必要进行药物减量或终止治疗。

肾损害

● 高龄患者要特别注意

顺铂是最容易引起肾损害的抗癌药物。

肾是将身体代谢废物排出体外、净化血液的器官。因此，如果肾损害不断积累就会引起肾功能不全，除了可以引起尿量减少、水肿、心功能不全、呼吸困难等，严重时还可以引起意识障碍。实际上，治疗过程中定期进行血液检查可以监测肾功能变化，进行定期检查几乎不会出现肾功能恶化到必须要接受透析的程度。高龄患者或者由于其他疾病导致肾功能下降的患者，出现肾功能不全的风险增高，要特别关注。因为对于肾功能不全没有有效的治疗方法，所以预防和早期发现是重点。

● 重要的是补充水分

预防肾功能受损的基本要点是通过尿液将药物代谢后的成分从肾排泄出去。因此，补充足够的水分是促进排尿的关键。在不能摄入充足的水分时，应从抗癌药物治疗的前一天开始，通过静脉输液补充水分和电解质，尿量减少时有时可以使用利尿剂治疗。

末梢神经损害

● 要耐心坚持治疗

末梢神经是在手、足等身体各部位左右对称分布的神经，掌管感觉和运动功能。抗癌药物可以损伤末梢神经，引起手足发麻、麻痹等感觉异常以及肌肉力量和运动功能下降。在胃癌的治疗药物中，这个症状常见于使用顺铂和紫杉醇治疗时。替吉奥治疗时很少会引起麻木。末梢神经损害对于患者来说虽然不至于威胁生命，但会给日常生活带来不便，可以使用药物进行对症治疗。即使治疗也需要很长时间恢复，目前也没有明确的治疗方法和预防方法。症状早期发现时，一边告知医生一边耐心坚持治疗非常重要。症状严重时一定要充分休养。

脱发

● 治疗结束可以恢复

脱发是化疗导致的具有代表性的不良反应，大多数抗癌药物都可以引起脱发。在胃癌的化疗中，用于进展期、复发胃癌治疗的紫杉醇、多烯紫杉醇、伊立替康等都可以引起明显的脱发。替吉奥也可以引起脱发，但是不很明显。脱发经常是有一天突然发现，用发梳等一梳头，梳子上会有很多头发。脱发量也有个体差异，有的化疗后头发会全部脱落，也有的只脱落不易察觉的一小部分。

一般从治疗开始后的2~3周开始脱发，在药物治疗过程中脱发也可以慢慢发生，1个月左右才变得比较明显。但是无论使用什么样的抗癌药物，脱发都是一时的，治疗结束后3~10个月头发开始新生。

脱发的对策

使用柔软、齿粗的发梳

使用中性、易清洗的洗发液

脱发暴露出的头皮，要用头巾或帽子等保护，避免阳光直射

与朋友及家人等见面时，可以佩戴合适的假发

● **严重抑郁时请到精神科就诊**

肿瘤治疗效果逐年提高，在胃癌中，不只是早期胃癌，即使是进展期胃癌通过手术治愈的比例也在增加。

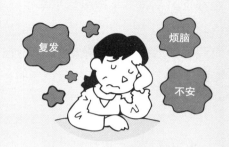

即使可以通过手术进行肿瘤切除，也不能认为术后就没有复发的可能。患者出院后，因为不知道什么时候会复发，在生活中心里一定会对此有一点点惴惴不安。如果这种不安的情绪蓄积起来，会表现为失眠、心悸、抑郁等症状，有时也会引起生活障碍。

如果不能消除对于复发的不安，并且怀疑发生了严重的抑郁或失眠等心理疾病，建议找精神科医生咨询。

治疗方面通常用心理咨询和群体疗法。在心理咨询中，精神科医生或临床心理咨询师等针对患者的不安通过对话给予患者精神上的支持。群体疗法是以医生或临床心理咨询师为主，让患者与有相同烦恼的人相互交谈，来消除不安情绪，从而充实内心的一种治疗方法。

通过患者联谊会等让具有同样烦恼的患者相互交谈，从而达到消除不安情绪的目的。

● **家庭成员应该关心和支持正在和疾病做斗争的患者**

住院时，与医疗工作人员或者和自己一样与癌症做斗争的人距离比较近，因此患者可能没怎么感觉到不安或孤独。出院后回归家庭，患者会认为周围都是健康人，因此会产生一种强烈的疏远感。家庭成员及周围的人要充分理解正在与疾病做斗争的患者的这种心情，给予相应的温暖和支持非常重要。

第 3 章

胃癌术后的饮食

逐步改变饮食习惯，弥补胃功能低下

重新调整饮食方式，适应手术后改变

胃癌手术后消化吸收功能会大幅度下降。胃要想恢复到手术前的状态需要花费一定时间，为了恢复体力就必须保证进食。

手术后短时间内会出现的手术后遗症有腹泻、腹部不适、烧心等症状。如果能在饮食上加以注意的话，可以控制并减少上述症状的发生。

一边精心呵护着功能下降的胃，一边维持着健康的生活，把手术前的饮食方式重新进行调整，逐步改变饮食习惯，适应手术后的改变是非常重要的。

请医生或营养师指导出院后的饮食

患胃癌和健康时相比，饮食生活会发生很大变化。因此，手术后、临近出院，很多医院的医生或营养师等会对患者进行出院后饮食相关的详细指导，包括指导患者每天进餐的次数、每餐进食量及进餐时的注意事项等。每天充足的饮食对于维持健康、恢复体力都是非常重要的。对于出院后的饮食生活感到不安或在饮食方面还有疑问的患者，应提前向主管医生或营养师咨询。

要点

营养师

营养师是指针对患者的饮食，既能考虑到食物的营养又能考虑是否容易摄入等方面，可以给患者及其家属进行饮食生活方面建议的专家。因为胃癌术后大多数人通常不能进食，所以在饮食上如何下功夫才能保证营养全面，营养师的建议必不可少。

在饮食上基本没有限制，吃什么都可以

无论是医生还是营养师，都认为在食材上基本上吃什么都可以，没有特别的限制，只要能保持营养均衡且易消化的食物都可以，也可以吃自己爱吃的食物。

因为手术后胃变小了或胃全部切除了，所以一次不能吃太多食物。进食后很快就会有饱腹感，一旦吃多了会感到身体不适、心情不愉快。有时食物的烹调方法不恰当也会增加这种不愉快的感觉。

做了胃癌手术不得不暂时改变饮食生活，一般2~6个月就能习惯了。术后1年左右基本就没问题了。根据术后恢复的程度调整食物、进食量和进餐次数。如果能按上述方法执行的话，进食量一定会慢慢增多的。

对于饮食喜好、味觉的变化不要太过紧张，要从容对待

手术后对于食物的喜好也会发生改变，受治疗影响有时还会发生味觉改变。例如，术前喜欢吃肉，术后变得不能吃肉了，也不喜欢牛奶或甜食了。感觉食物味道和以前也不同了，有时感觉很苦，有时又感觉特甜，或者感觉食物有金属味，由于味觉丧失，即使吃也不觉得好吃了，食欲自然会下降。随着时间推移也会感觉到味觉的变化，曾经感觉很难吃的食物，过段时间后不再感觉难以下咽了，也能接受了。如果发生上述改变不要过分紧张，可以一点点尝试从容应对。

不要过分担心术后体重下降

胃癌术后由于进食量减少，体重一定也会减轻。体重和手术前相比下降10%~15%，过分担心体重下降的人也不在少数。可以理解有些患者和手术前比一旦瘦下来就会产生不安的情绪，要让患者知道即使恢复不到术前的体重也没有大碍。

多数情况下，术后要经过几个月，体重下降才能停止，然后逐渐回升。即使体重多少有些减轻，如果一日三餐以及加餐能按时进行，通过适当运动让体力恢复的话，就没有必要担心。不要着急，慢慢地寻找适合自己的进食方式，吃自己喜欢吃的食物，增强体力这些都很重要。顺便说一下，胃切除术后，平均体重是手术前的90%左右。

⬤ 为了减轻进餐后的不适在饮食方法上也要下功夫

因为手术胃变小了或者是没有了，如果一次大量进食或者进食速度过快的话，作为手术后遗症会出现各种各样的不适。主要后遗症有倾倒综合征（参见第20页）、小胃症状（参见第24页）、反流性食管炎（参见第22页）等。无论出现哪种症状都是因为进食量、进食速度与手术后消化器官的变化不匹配导致的，因此，为了减少这些术后后遗症的发生，有必要在饮食方法上下功夫。养成习惯的确要花费一些时间，但是在家庭成员协助下每个人都可以找到适合自己的饮食方法。

要点 ·····

不能缺少家庭成员的协助

要想患者在饮食方法上下功夫，就不能缺少家庭成员或者周围人的协助。例如，要根据患者术后恢复的程度安排饮食，家庭成员在食材或者食物烹调上下功夫也是很重要的。出院时医生或营养师进行饮食指导时（参见第46页），家庭成员也要一起听取医生或营养师的建议。

术后饮食生活的基本原则

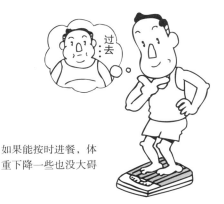

如果能按时进餐，体重下降一些也没大碍

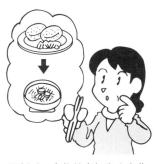

即便对于食物的喜好发生变化也不用担心

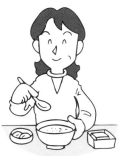

对于饮食生活的变化要积极地适应

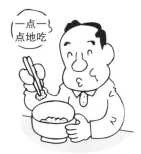

没有食欲时，一点一点地吃自己喜欢的食物

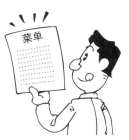

如果是容易消化的食物，基本上吃什么都可以

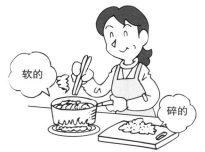

在饮食方法或烹调上下功夫，可以减少不适症状的发生

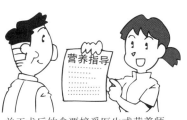

关于术后饮食要接受医生或营养师的指导

减轻手术后遗症的饮食方法

预防不适症状出现的饮食要点

在术后饮食中重要的是患者能吃到可口的食物并且能愉快地进餐。为了控制伴随进食产生的倾倒综合征、小胃症状、反流性食管炎等的发生，保持愉快的心情进餐也要有诀窍。为了减轻不适感，请事先了解饮食方法的要点。

1 减少一次进食量，增加进食次数

胃癌术后不能一次进食大量食物。出院后3个月内每餐的进食量要减少，可以增加进餐次数。例如，以早、中、晚三餐为基本，三餐之间可以多次加餐等，可以根据工作、家庭事务的情况来安排。多数情况下术后经过3~4个月，随着日常进食量增加，加餐量会逐渐减少。

2 充分咀嚼后，一点一点地慢慢进食

减少每一口进食量，让食物边吃边和唾液充分混合后进餐非常重要。充分咀嚼后，进食的食物会变得非常细碎，含有消化酶的唾液分泌会变得旺盛，这样食物就可以在消化道中顺畅地移动了。

倾倒综合征就是因为一次有大量食物进入小肠导致的，一点一点地进食可以预防上述情况发生。而且如果能慢慢进餐，食物也不会大量堆积在变小的胃中，同时也可以抑制小胃症状的发生。

要 点

一旦出现倾倒综合征

进食后立即就出现的倾倒综合征通常需要很长时间才能恢复。进餐2~3小时后发生倾倒综合征时，会出现低血糖状态，如果出现，可以少量进食糖类等甜食。

3 按时进餐形成规律

要养成一日三餐按时进餐的习惯，这样自然而然一到时间，肚子就会感觉到饥饿。固定好时间，每餐固定好进食量，也会达到每天定时排便的效果。如果一次进食大量食物，或者根据当天心情决定进食量，这种不规律的饮食会妨碍术后恢复，这点一定要注意。

4 睡前要控制固体食物或油腻食物的摄入

睡前进食固体食物，多数进食后会感到腹部不适，要尽量避免。

如果吃了可以产生大量食物残渣的水果或者油腻食物后就马上睡觉，第二天早上会产生积食。接受胃全切术后，因为肠液很容易反流到

◗ 少量进食的诀窍 ◖

即使少量进食也要摄取营养丰富的食物

如果一次进餐不能吃大量食物，即使是少量摄入食物，也要吃营养价值高、容易消化吸收的食物

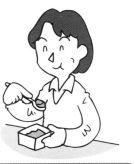

可以增加进食的次数

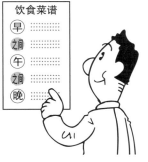

尽量减少一口进食的量

为了不让大量食物一次进入小肠，要做到每口少吃一点

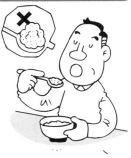

一日三餐为基本，由于减少了每餐进食量，欠缺的营养可以通过加餐等进行补充

食管，所以睡前要尽量避免进食。

5 进食后不要立即平卧

为了抑制反流性食管炎，进食后不要立即平卧，这点非常重要。如果平卧入睡的话，进食的食物大多会淤积在术后的小胃中，不能输送至小肠。因此，会增加胃的负担，并且因消化液反流还可以引起胸骨后烧灼感。通过进食后坐着休息或散步等，可以让进食的食物自然地、轻松地进入小肠。进食后如果想平卧，为了防止食物反流，要保持上半身稍微直立的姿势。

缓慢进食的诀窍

吃一口然后放下筷子或勺子休息

要养成吃进一口食物后放下筷子或勺子，暂停一下的习惯，以此来控制进餐的速度

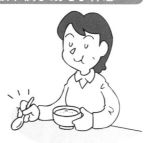

充分咀嚼后再咽下

10~20 次

一口饭以 10~20 次为基准充分咀嚼，让食物与唾液充分混合，这样可以防止食物在胃中过量堆积

进餐要花费 30 分钟以上的时间

30分钟以上

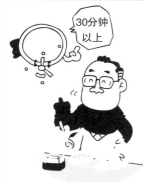

要习惯进餐时花费一定的时间，进餐后也要休息 20~30 分钟，这样可以保证顺利进行食物消化

6 控制食物中水分摄入

水分摄入不足很容易引起便秘，化疗引起腹泻也会丢失水分，出现这种情况要经常补充水分。特别是夏天时，由于大量出汗很容易丢失水分，更要防止脱水发生。饮食中有多汁的食物或者饮料等，如果大部分水分能从饮食中摄取会更好，单纯喝较多水时会产生腹胀，这样会减少主食及菜的摄入。

要注意水、茶等液体一旦进食会很快进入小肠，是引起倾倒综合征的主要原因。在饮食中摄取水分时，要和唾液充分混合，一次不要进食太多，这点也非常重要。

如何预防消化液反流

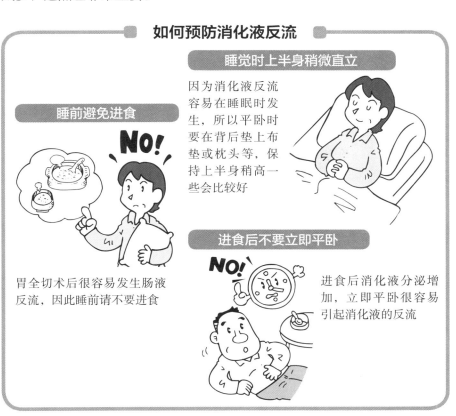

睡前避免进食

胃全切术后很容易发生肠液反流，因此睡前请不要进食

睡觉时上半身稍微直立

因为消化液反流容易在睡眠时发生，所以平卧时要在背后垫上布垫或枕头等，保持上半身稍高一些会比较好

进食后不要立即平卧

进食后消化液分泌增加，立即平卧很容易引起消化液的反流

注意选择食物及其烹调方法

进食少量食物，也要保证营养丰富和营养均衡

胃切除术后即使是进食量少，也要进食营养丰富的食物，来保证营养平衡。营养方面，原则上和健康人大部分相同，以摄入糖类、蛋白质和脂肪三大营养物质为主。作为身体组成最重要的蛋白质，多来源于肉类、鱼类食物，因为较好消化，所以一定要积极地摄入。

在保证三大营养物质摄入的基础上，维生素和矿物质的摄取也不可或缺，这些营养元素在调节身体功能方面发挥着非常重要的作用。每天的饮食中五大营养要素请充分摄入（参见第66页）。

从易消化食物开始，分阶段逐渐增加食物种类

胃切除术后消化道发生了改变，消化能力下降，不少人会出现稀便及腹泻。因此，如果了解了哪些是易消化的食物，哪些是不易消化的食物，则会对自己的饮食计划有所帮助。参考第55页图，一定要禁止摄入不易消化的食物。胃肠道功能稳定之前，只能停留在能进食少量食物阶段，可以在烹调上下功夫，通过炖或煮的方式让食物变得容易消化。

要 点

要控制易引起腹泻的膳食纤维摄入

具有预防便秘功能的膳食纤维，如果摄入过多会产生相反的效果。富含膳食纤维的食物（参见第57页）很难被消化和吸收，有时术后经过很长时间，依然会在进食膳食纤维后诱发腹泻，所以要控制膳食纤维的摄入。容易产气的食物（参见第57页）容易引起腹胀，如薯类或豆类等，根据患者情况在术后一段时间内避免摄入可能会更好。特别刚刚出院后，一旦腹胀易引起手术伤口疼痛。

易消化的食物和不易消化的食物

易消化的食物

因为基本不增加胃肠道负担，所以刚出院也能食用

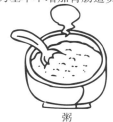

粥

软饭

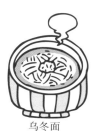

乌冬面

豆腐

嫩鸡蛋

煮软的蔬菜等

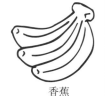

香蕉

不易消化的食物

出院后很长一段时间内不仅要控制其摄入量，还要在烹调方法上下功夫，通过切碎或炖煮等方式把这些食物变得更易消化

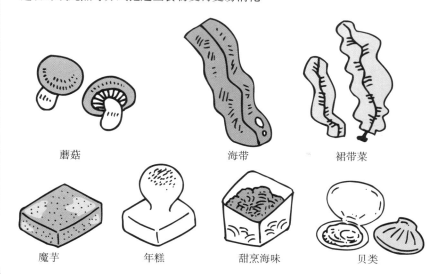

蘑菇　　　　　海带　　　　　裙带菜

魔芋　　　年糕　　　甜烹海味　　　贝类

随着身体恢复，排便情况也会逐渐规律并恢复正常，因此经过一段时间后，不易消化的食物也可以一点点地添加，食物的种类会逐步增多，进餐的快乐也会逐渐好起来。

控制摄入香辣调料、油脂类食物和生冷食物

辣椒、胡椒等刺激性强的香辛料，少吃一些可促进食欲，但过量食用会损伤消化道黏膜，有时还会引起恶心，因此在饮食中必须要注意。油脂类食物摄入过多会妨碍消化，甚至引起腹泻。牛奶也容易引起腹泻，可温热后一点点地饮用，寻找适合自己的饮用方式，在烹调的过程中加入牛奶也是不错的选择。过热或生冷的食物都会刺激消化道，从而诱发腹泻，也会损伤消化道黏膜。特别是夏季，冰或冰激凌等较常见，在消化功能恢复平稳之前，有必要控制上述食物的摄入。

需要注意的食物①

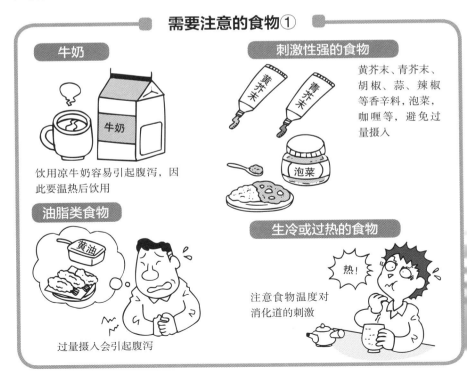

牛奶

牛奶

饮用凉牛奶容易引起腹泻，因此要温热后饮用

刺激性强的食物

黄芥末

青芥末

泡菜

黄芥末、青芥末、胡椒、蒜、辣椒等香辛料，泡菜，咖喱等，避免过量摄入

油脂类食物

黄油

过量摄入会引起腹泻

生冷或过热的食物

热！

注意食物温度对消化道的刺激

容易排气且气味很臭时

胃癌手术后不少人抱怨"容易排气且气味比较臭很苦恼"。这是因为手术导致肠内菌群平衡（菌群的数量或种类的比例）的变化，导致发酵气体（氨气、粪臭素等）大量产生引起的，其实不只是屁的气味，大便也很臭。手术后排气可以证明肠道运动，这不是异常表现，不用特别在意。根据食物种类不同，有些食物易产气，增加大便或者屁的臭味。日常生活中，最好控制容易引起异常发酵气体的薯类、豆类食物及动物蛋白等摄入。散步或做适当运动可以提高肠道运动功能。

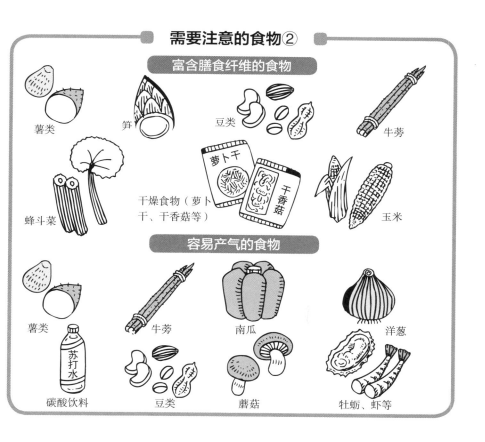

需要注意的食物②

富含膳食纤维的食物

薯类　　笋　　豆类　　牛蒡　　蜂斗菜　　干燥食物（萝卜干、干香菇等）　　玉米

容易产气的食物

薯类　　碳酸饮料　　牛蒡　　豆类　　南瓜　　蘑菇　　洋葱　　牡蛎、虾等

酒精、咖啡要适量

虽有个体差异，但酒精在肠道的吸收速度会在手术后加快，很容易醉酒。因此，刚刚做完手术的患者避免摄入过多酒精。酒精有增进食欲的效果，少量饮酒一般没有什么问题。避免每天大量饮酒，适量饮酒可以达到让自己愉悦即可。

过量饮用咖啡后，咖啡因会导致入睡困难，手术过后胃周组织也会受到损伤，因此要控制咖啡的摄入。啤酒及碳酸饮料饮用后会引起腹胀，大多时候会因此影响进食，因此也尽量避免。

外出就餐时要注意油腻食物的摄入

对于术后正在休养的人来说，每个月多次外出就餐虽然可以缓解精神压力，但是在外就餐时要注意菜品中油腻食物的摄入。外面餐馆菜单中油炸食物及使用油烹调过的食物会比较多，一次摄入多量油脂后，消化和吸收都需要花费较长的时间，这样会让心情变差，如果吸收不良，还可能引起腹泻。对于进食量减少的人来说，餐馆午餐和晚餐的食量容易过多。事先还要注意控制咖啡、碳酸饮料的摄入。如果想吃油腻食物，要谨慎地从手术后6个月左右开始一点点尝试。外出就餐时，一定要慢慢充分地咀嚼食物，进食后安静休息等。

备忘录
避免摄入产气的饮料

胃癌手术后医生要指导患者控制摄入可乐、苏打水、啤酒等可以产气的饮料，因为二氧化碳充满腹部时会感到很不舒服。即使是健康人，喝完啤酒等易产气饮料，腹部也会充满气体，频繁地打嗝。

胃切除后的患者并不能马上顺畅地打嗝，要经过数月的时间，习惯了饮食生活后才能逐渐顺畅地打嗝。

注意外出就餐的菜谱

油腻的饮食

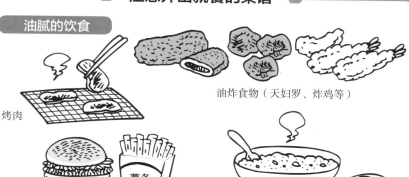

烤肉

油炸食物（天妇罗、炸鸡等）

快餐食品（汉堡、炸薯条）

中餐

刺激性强的饮食

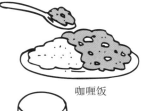

咖喱饭

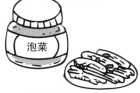

泡菜等辛辣食品

喜好品

浓茶

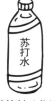

碳酸饮料（苏打水、可乐等）

酒精（啤酒等）
适量饮用

其他

根据菜单有时候如果对于1个人来说餐量较多，不要勉强把饭菜都吃完

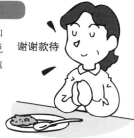

谢谢款待

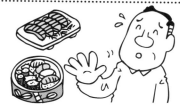

在肠道功能没有完全恢复时，要避免进食生冷食物（刺身等）及不易消化的食物

要积极地摄入容易缺乏的营养元素

胃癌手术后胃酸分泌量减少，消化功能降低，除了钙、铁以外，维生素吸收也会受影响。上述营养元素缺乏，容易导致骨质疏松，有时会引起贫血，因此，有必要在饮食中充分摄入这些营养元素。

● 补钙

牛奶或奶制品、可以连鱼刺一起吃的小鱼以及黄绿色蔬菜等食物中富含钙。钙在体内吸收时需要维生素D参与。因此，要积极摄入香菇等富含维生素D的食物和富含钙的食物。

维生素D是通过摄入的食物在皮肤中经日光照射转化后产生的。因此，日光浴可以促进维生素D的生成。

富含钙的食物

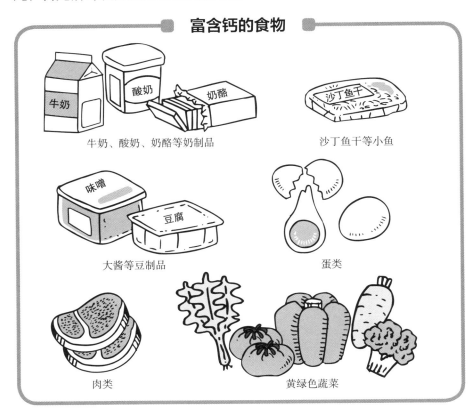

牛奶、酸奶、奶酪等奶制品

沙丁鱼干等小鱼

大酱等豆制品

蛋类

肉类

黄绿色蔬菜

● 补铁

铁缺乏时会引起缺铁性贫血。为了补铁要充分摄入肉类、鱼类、蛋类、大豆制品等含铁丰富的食物。维生素C有助于铁的吸收，因此要积极地摄取黄绿色蔬菜等。蔬菜富含膳食纤维，过量摄入会引起腹泻。所以不要过多摄入，可以喝橙汁等补充维生素C。

接受胃全切术，会引起红细胞生成所必需的维生素B_{12}吸收障碍，经过数月后也会表现为贫血。这个问题不能单单依靠饮食来改善。必要时可遵医嘱注射维生素B_{12}。

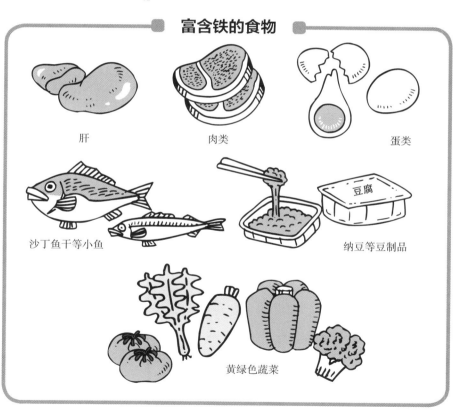

富含铁的食物

肝　　　　　　肉类　　　　　　　　蛋类

沙丁鱼干等小鱼　　　　　　　　豆腐　纳豆等豆制品

黄绿色蔬菜

进食困难时可以在烹调上下功夫

胃癌手术后患者对于复发和未来的担心、不安、生活上发生的变故以及治疗带来的影响都会成为引起食欲下降、恶心等不适的原因，有时也会因此不想吃饭。一旦不能像以往一样进食，多数人可能会因饮食的变化产生不安。但食欲不振是一过性的，随着时间的推移，这种情况大多可以改善。症状明显时有必要进行治疗。在烹调上下功夫，让食物变得容易摄入及消化。

食欲下降，味觉异常

● 能吃时再进餐

多数人接受抗肿瘤治疗时由于药物不良反应会出现食欲下降，不过不必过分担心。这种情况持续一段时间后食欲就能够改善。

也不必过分紧张，除医生对于饮食的特别指示以外，可根据自己的身体状况、食欲状态，能吃时再进餐。事先准备好喜欢的食物，一旦想吃就能吃上，这样会比较好。进餐时食物种类也要多一些，把每种食物都分出一点分别盛放在小餐具中，这样可以促进食欲。

● 在调味上下功夫促进食欲

味觉变化导致进食困难时，可在饮食调味上下功夫。根据个人喜好可以把口味做得稍微重一些，米饭可以做成酸味或者一口大小的饭团等更容易进食。

口腔干燥的时候，味觉就会变得迟钝，进食前可以用柠檬水等漱

备忘录

与食欲下降相关的抗癌药物的不良反应

抗癌药物可以引起食欲下降或味觉变化，同时也与恶心、呕吐、腹泻、便秘、失眠、不安、抑郁等不良反应相关。口腔黏膜炎（参见第39页）、末梢神经损害（参见第42页）等也易引起味觉障碍，与食欲下降相关。

口，这样可以在口中感觉到清淡的味道。进食前，汤或者茶水等液体尽量少喝，在口中提前轻轻湿润一下即可。

恶心、呕吐

● 在选择食材、烹饪方法、摆盘上下功夫

食物的味道、气味、视觉效果等有时也会使人感到恶心、呕吐。为了预防上述症状发生，可以尽量选择刺激性小、气味淡的食材，并在烹调方式、摆盘上下功夫。一般来说，冷食、清淡食物、合口味及易下咽食物比较合适。感到恶心时漱漱口会好一些。严重恶心时不要勉强，也可以不吃。不能进食时尽量补充水分，注意不要引起脱水。

■ 应对味觉异常 ■

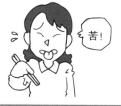

感觉特别苦或金属味道时

- 感觉咸或酱油等味道时，可控制盐分，使用味噌进行调味
- 海带或小鱼干等做汤可增加汤的味道
- 柠檬、醋、芝麻、佐料、香辛料等可增添食物风味

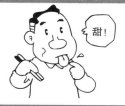

感觉特别甜时

- 控制糖或者甜料等用量，如果不限盐，可以用盐、酱油、味噌等增加食物的口味
- 多汁食物很少感觉甜，可加入多汁食物
- 使用有酸味的果汁（柠檬汁、柚子汁等）、醋、辣椒

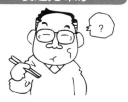

食之无味时

- 通过增减咸味、辣味或者甜味等浓度，来增加或者减少食物的味道
- 使用酸味食物、水果等，可增添饮食中的酸味
- 饭菜温度和人体肌肤温度相同时容易感觉到食物的味道

吞咽困难、进食呛咳

● **注意发生误吸性肺炎**

胃癌手术后，由于手术影响及身体状况恶化等因素，吞咽能力会减弱。吞咽无力时食物或者饮料容易误入气道引起误吸。误吸后出现呛咳，不停地咳嗽，有时会引起肺炎（吸入性肺炎）。

烹饪时要把食材切碎，充分煮熟，使食材变软。多汁食物等富含水分的食材中加入薯粉或藕粉等可以让这些食物变得黏稠，比较容易食用。为了预防肺炎，有必要饭前饭后刷牙或漱口，平时保持口腔清洁。

● 应对吞咽困难 ●

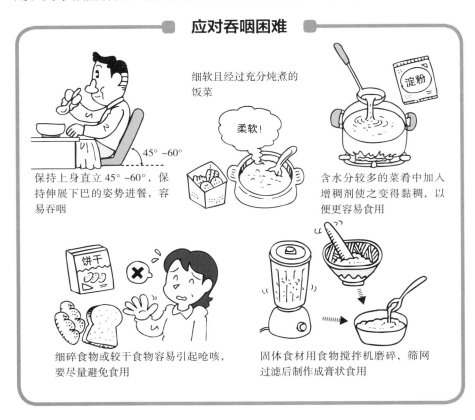

保持上身直立 45°~60°，保持伸展下巴的姿势进餐，容易吞咽

细软且经过充分炖煮的饭菜

柔软！

含水分较多的菜肴中加入增稠剂使之变得黏稠，以便更容易食用

饼干

细碎食物或较干食物容易引起呛咳，要尽量避免食用

固体食材用食物搅拌机磨碎，筛网过滤后制作成膏状食用

口腔黏膜炎

● **在烹饪方法上下功夫，让食物尽量不刺激口腔黏膜**

口腔黏膜炎时吃进去的食物会刺激口腔黏膜产生疼痛，当患者无法吃上好吃的食物时，自然食欲也会下降。烹调时控制盐分，尽量减少对口腔黏膜刺激，要记住食物味道要清淡些。这种情况下，使用口香糖或者柚子汁，让汤汁味道浓郁些或增添一些风味也会让食物变得容易食用。柔软的、经过充分炖煮的饭菜既容易食用，又对口腔黏膜的刺激小。预防口腔黏膜炎时，要勤刷牙、漱口，保持口腔内的清洁。而且尽量不要让口腔黏膜受伤，使用软毛的牙刷，避免用力刷牙。进食富含维生素（特别是维生素B_2）的蔬菜或水果有助于预防口腔黏膜炎。

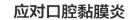

应对口腔黏膜炎

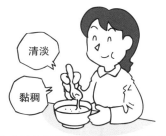

饮食尽量清淡些，并且让食物变得黏稠些，容易食用

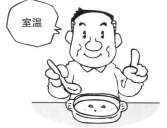

避免过冷或过热的食物，和室温保持基本相同

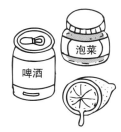

控制香辛料、酒精及酸味过强的食物摄入

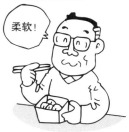

充分煮熟、在口腔中简单咀嚼后就能变软

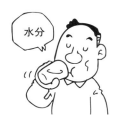

如果口腔干燥，黏膜容易受损，要多摄入水分

营养均衡是饮食的根本

● 以每天30种食物为目标预防偏食

手术后必须要恢复体力。最重要的是要通过饮食摄入营养。营养方面摄入的原则是在保证糖类、脂肪、蛋白质三大营养元素的基础上加上维生素、矿物质等营养元素，始终要保持营养均衡。每种营养元素的功能如下。

糖类（碳水化合物） 是身体活动的重要能量来源。

脂质（脂肪） 除了作为脂肪储备外，也是身体活动的能量来源。

蛋白质 组成身体细胞或者激素、肌肉等的原材料，并且维持身体功能。

维生素 在体内各种生理功能中发挥作用，也有调整身体状态的作用。

矿物质 与维生素相同，是维持、调整人体功能不可缺少的营养元素。在这些矿物质中，钙是组成骨骼及牙齿的重要成分。

膳食纤维 是在体内不能被消化的成分，具有通便、抑制血糖及胆固醇的作用。

为了维持健康及营养平衡，把含有这些营养元素的食物合理地进行组合是非常重要的。因此，我们期望每天吃到30种以上的食物。

备忘录

每天30种食物的计算方法

为了维持健康提倡以每天摄入30种食物为目标，可参见膳食生活指南等。每天饮食分为早、中、晚三餐，可以每餐摄入10种食物来计算。如果早餐和晚餐重复进食了相同的食物，那么第2次进食同样的食物不能算数，这样才能预防营养失衡。

一餐要包括主食、主菜及副食

要达到每天摄入30种以上食物的目标，就必须坚持以"主食、主菜、副食"为基础的饮食。例如，主食可以是米饭、面包、面条等。主菜以肉、鱼、豆制品、乳制品等蛋白质食物为中心，再加入富含维生素、矿物质的蔬菜、海藻、水果等副食，如果能将上述食物搭配在一起则是一顿理想的饭菜。

关注身体状态好坏，即使是吃进富含同样营养元素的食物，消化吸收也会有差别，因此在身体状态不佳时，不吃会更好一些。有些食物可以通过不同的烹调方法变得更易消化，有必要在食谱上下功夫。下面是对于含有不同营养元素食物举例介绍，供制作食谱时作为参考。

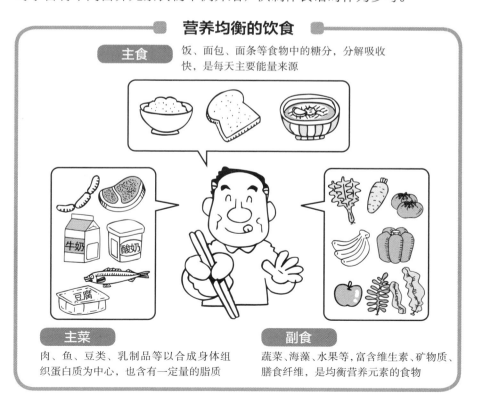

营养均衡的饮食

主食　饭、面包、面条等食物中的糖分，分解吸收快，是每天主要能量来源

主菜
肉、鱼、豆类、乳制品等以合成身体组织蛋白质为中心，也含有一定量的脂质

副食
蔬菜、海藻、水果等，富含维生素、矿物质、膳食纤维，是均衡营养元素的食物

术后适宜的食物

蛋白质	肉类	去皮鸡肉、鸡胸肉，脂肪成分较少的牛肉、猪肉，猪肝等
	鱼类	竹荚鱼、鲽鱼、比目鱼、鲑鱼、鳕鱼、牡蛎等
	水产加工品	鱼肉山芋饼等
	豆制品	豆腐、煮熟的软豆、切开的纳豆、黄豆面等
	奶制品	牛奶、酸奶、乳酸饮料、奶酪等
	蛋类	鸡蛋、鹌鹑蛋等
糖类	谷类	粥、软饭、乌冬面、面包、空心粉等
	薯类	土豆、芋头等
	水果	苹果、熟香蕉、桃子、梨、水果罐头等
	糕点	饼干、蜂蜜蛋糕、果冻等
维生素矿物质	煮熟的软菜	芜菁、南瓜、菜花、圆白菜、胡萝卜、土豆、茄子、白菜、西蓝花等
脂质	油脂类	植物油、奶油、人造黄油、生奶油等
其他	饮品	新茶、大麦茶、橙汁、淡茶、红茶、淡咖啡等
烹调方法		煮、蒸、烤、切细

术后需控制的食物

蛋白质	肉类	脂肪成分较多的牛肉、猪肉，油炸烹炒的肉菜，脂肪成分较多的肉制品（火腿、培根等）
	鱼类	贝类、乌贼、章鱼、鲑鱼子等
	水产加工品	鱼糕等
	豆制品	大豆等
糖类	谷类	糙米、红豆饭、油炒饭、用较多油烹调的面食（拉面、炒面）、燕麦面包等
	薯类	甘薯（纤维较多）等
	薯类制品	魔芋、魔芋丝等
	水果	菠萝、柑橘类、果干（葡萄干、李子干）等
	糕点	油炸点心、豆类点心、香辛料较多的点心等
维生素矿物质	蔬菜	菌类、纤维较多的蔬菜（牛蒡、竹笋、款冬、玉米等）、气味较强的蔬菜（葱类、韭菜、大蒜、薤头等）
	海藻	海带、紫菜、羊栖菜、裙带菜等
脂质	油脂类	猪油、动物脑等
	炸、炒等烹制过程中使用较多油的菜肴等	天妇罗等油炸食物
其他	香辛料	黄芥末、咖喱粉、青芥末等（不要过多使用）
	饮品	碳酸饮料、酒精类、浓茶、咖啡等
	腌制食物	咸萝卜等硬的腌制食物

摄取必要能量的方法

出院后以手术前摄入总能量的80%为标准

每天所必需的能量，会根据每个人的体重、活动量而有所不同。刚出院后因为活动量减少，能量摄入也会减少。此时以达到身体健康时所需总能量的80%左右为标准。

例如，术前每天必须摄入能量1600千卡时，出院后以摄入1200千卡为标准即可。随着时间的延长，活动量逐渐增加，摄入能量也可随之逐渐增加。

如果进行加餐，加餐部分也要算在摄取的食物中，因为这也是食谱中的一部分，并计算全天摄取总能量。虽说要求不必特别严格，但可作为大致标准来理解。

● 摄入能量的计算方法 ●

每天所需能量：以标准体重为基础加上每天活动量然后计算得出

● 标准体重

身高 ⬚ 米 × 身高 ⬚ 米 × 22= ⬚ 千克

×

● 身体活动量

轻体力劳动（办公室、主妇等）→ 25~30 千卡 / 千克
普通劳动（站立较多的工作）→ 30~35 千卡 / 千克
重体力劳动（以体力劳动为主的职业）→ 35~40 千卡 / 千克

=

● 合适的能量

⬚ 千卡

〈例如〉身高 170 厘米、办公室工作的人
标准体重：1.7 × 1.7 × 22=63.6（千克）
合适的能量：63.6 千克 × 25 千卡 / 千克 =1590 千卡

每天进食量的大致标准

● 以 1200 千卡、蛋白质 50 克为例

成分		食品	进食量（克）	大致标准
一日三餐总和	糖类	软饭	300	一份放在茶碗中，大约很轻的 1 杯
		马铃薯	40	1/2 个小马铃薯
		砂糖	10	1 大匙
	蛋白质	蛋类	50	中等大小蛋 1 个
		鱼类	40	1/2 鱼片
		肉类	20	薄切 1 片
		牛奶	150	0.7 杯左右
		味噌	10	稀大酱汤 1 杯
	脂质	油脂	5	1 小匙
	维生素矿物质	蔬菜	120	每餐 40g 左右
		水果	50	1/2 香蕉
加餐		饼干	10	1~2 个
		蛋糕	25	1/2 片
		酸奶	100	1 小盒

● 容易进食的加餐举例

奶制品	酸奶、易饮用的温牛奶、乳酸饮料、布丁、奶酪等
面包	奶油卷、软面包、热蛋糕等
水果	罐头、香蕉、苹果、橙汁等
糕点	饼干、威化饼干、蜂蜜蛋糕、果冻等

● **在腹壁上做一个"小口"**

胃癌手术后，如果不能经口进食或吞咽无力，会导致营养障碍。胃造瘘或肠造瘘可以改善进食困难患者的营养状态，胃肠造瘘就是在腹壁上开一个"小口"，通过这个开口直接向胃或肠内注入营养制剂的方法。

在腹部表面与胃或肠之间建立一个细小通路，在通路的入口处放一个小装置。这种装置有按钮型和管型两种，进行营养补充的时候，在装置上连接一个可以输入营养制剂的管。营养制剂和滴注液体一样悬挂起来，受重力的作用自然地流入至胃肠道内。

● **没有不适感，可以进行日常生活**

与通过静脉滴注等从静脉摄入营养物质不同，通过胃肠道补充营养是一种相比较更为自然的营养摄取方式。因为食物不经口摄入，所以不用担心进食导致的误吸。在体力恢复后，如果可以经口进食，就可以把这个装置取出来。造瘘术后的日常生活没有特别限制，穿上衣服后和普通人一样，也无不适感，可以进行正常活动。可使用淋浴，不能泡澡。一旦习惯了管理瘘管，家庭成员可以在家中协助进行瘘管护理。记住在家庭护理之前要接受护士或者营养师等指导，然后进行练习。

胃造瘘的类型

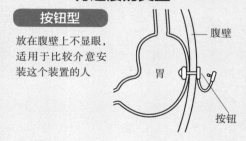

按钮型

放在腹壁上不显眼，适用于比较介意安装这个装置的人

腹壁

胃

按钮

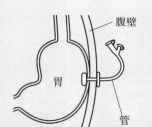

腹壁

胃

管

管型

很容易使用，平时会有些不便

第 **4** 章

出院后的生活及健康管理

规律的生活调节身体

与术后身体恢复状态相符合的自身生活节律

胃癌术后因手术方式不同，每个人发生后遗症的程度不同，所以是否能恢复到和术前一样也因人而异。出院后为了能恢复正常生活，尽早回归社会，患者需要付出大量努力，因此，患者本人要有这样的愿望，并能对自己进行认真的健康管理。

出院后回到自己家中，有人就不像在医院时过着早晨按时起床，晚上按时睡觉这样规律的生活了。保持起床和就寝这种最基本的作息时间规律，身体功能会形成良好的节律（生物钟），事先明白这些知识非常有益于管理好身体。胃部手术后因为每餐进食量减少，所以有必要增加进餐次数。因此，要在一日三餐基础上加餐。如果心里能想着尽可能养成规律作息生活，自然会形成健康的生活规律。

一定要养成日常慢动作的生活习惯

每个人恢复会有所差异，有人出院后还会感觉腹部伤口疼痛。在排除手术后遗症外，有人还是会感觉难受，因为饮食发生了变化，有时也会引起腹泻或便秘。

要点
....

术后一定要进行定期复查

出院后不久，请按照医嘱进行术后定期复查。要向医生汇报伤口的愈合情况、是否出现了术后的后遗症等。如果有症状，需要接受相应的药物治疗。肿瘤在术后5年内容易出现复发，所以术后5年内一定要接受定期复查。

如果上述症状持续存在，出院后在定期复查时要与主管医生及时沟通，有必要接受适当治疗或者一些改善症状的方法和建议等。

有任何令人担心的症状出现，都会让人感觉很消极，不想参加日常活动。对于日常活动有顾虑时，大多数情况就不会运动了。结果就会导致体力下降，越来越懒得活动，由此进入恶性循环，再想恢复到接近术前日常生活状态就会变得更难了。

但也不要过于勉强自己，心中要记住尽可能活动是非常重要的。首先不要着急，慢慢地从逐渐习惯日常活动开始。饮食也是一样，即使不能很快恢复到和健康时一样的状态也不要着急，相信可以一点一点恢复到之前的饮食习惯。

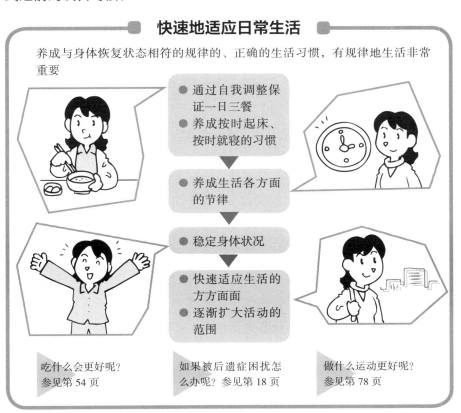

快速地适应日常生活

养成与身体恢复状态相符的规律的、正确的生活习惯，有规律地生活非常重要

- 通过自我调整保证一日三餐
- 养成按时起床、按时就寝的习惯

- 养成生活各方面的节律

- 稳定身体状况

- 快速适应生活的方方面面
- 逐渐扩大活动的范围

吃什么会更好呢？
参见第 54 页

如果被后遗症困扰怎么办呢？参见第 18 页

做什么运动更好呢？
参见第 78 页

释放压力，不要压抑自己，保证心理健康很重要

出院后，如果身体状况恢复不理想，会变成心理压力，导致身体状况越来越差。特别是有人和手术前比较，"以前是这样的啊"，越这样想，心理压力就越大，这一点应避免。应该本着向前看的心态来转换心情，如可以这样想"以后会一点点改变""即使做这个不行，做那个还是可以的"。不要一个人承受思想压力，主动和别人说一说，心情会变得轻松，不要让思想压力深入内心。如果较长时间持续存在情绪低落，会让人强烈感觉到焦虑、不安，这时要考虑是否患有心理疾病，尽快和主管医生交流，有时会推荐到精神科或心理科接受进一步诊治。

重新调整生活习惯，保持健康体魄

能够健康愉快的生活是人类最基本的、共同的目标。保持健康一般是从调整生活习惯开始，胃癌术后的患者也一样，需要重新调整生活习惯，期望出院后过上舒适的生活。调整生活习惯参考日本国家癌症研究中心提出的"预防癌症12条"，会有所帮助。根据所患癌种不同，有必要了解会增加癌症复发风险的生活习惯。例如，适度饮酒也很重要，胃切除后多数情况和术前相比，相同的饮酒量更容易醉酒。

备忘录

有下述症状时，要怀疑是否患有心理疾病

有下述①或②等5项以上症状，且持续2周以上，要怀疑患者有抑郁症或抑郁倾向，应立即与主管医生沟通，接受精神科医生的诊治。①明显情绪低落；②感觉对任何事情都失去兴趣，生活空落；③食欲不振或进食过多；④睡眠不足或睡眠过多；⑤强烈不安、焦虑和烦躁；⑥强烈的疲劳感或无力；⑦感觉自我厌恶；⑧思考力、判断力低下；⑨自杀倾向。

（参考：美国精神病学会制定的抑郁症的诊断标准）

养成防癌的生活习惯

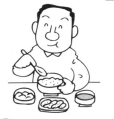

1 营养均衡

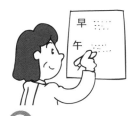

2 每天饮食要有变化

3 避免过饱，控制脂肪摄入

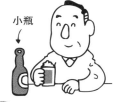

4 适量饮酒

5 戒烟

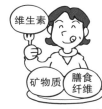

6 饮食中适当摄入维生素、矿物质和膳食纤维

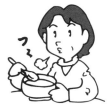

7 少吃腌制食物，避免过烫饮食

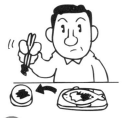

8 避免食用烧焦的食品

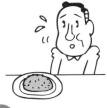

9 注意食物霉变

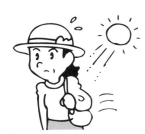

10 避免日光暴晒

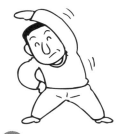

11 适度体育锻炼

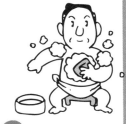

12 保持身体清洁

参考资料：日本国立癌症研究中心"预防癌症 12 条"

适度的体育锻炼恢复体力

通过运动恢复减弱的肌力和胃肠道运动功能

胃癌手术后在医院内如果可以步行通常就可以出院。刚出院时，多数患者全身的肌肉力量处于较弱状态。肌力还没有完全恢复，所以没必要进行较难的跑步锻炼，康复期应该逐渐增加运动量。

在日常生活中，可以力所能及地扩大活动范围，但不要勉强。如果坚持增加生活中必要的动作练习，减弱的肌力和体力就会逐渐恢复。全身血液循环也会逐渐变得更好，胃肠蠕动功能也会逐渐恢复。

手术后伤口疼痛时应该控制增加身体负荷的运动

刚出院后，手术伤口多少都有些疼痛，有时候还会感觉腹胀不适。虽然存在个体差异，但上述症状一般经过3个月基本可以缓解。因此，锻炼不要过于勉强，最好控制好伤口周围肌肉的负荷。特别是尽量避免腹肌运动和腹部太用力的动作。应尽量避免可能会摩擦或撞击到腹部的运动和动作。万一做任何运动时引起伤口疼痛或发现伤口出血，应立即去医院就诊。

备忘录
预防不良生活习惯所致疾病的运动

适当运动可以预防不良生活习惯所致的疾病，特别是缺乏运动可引起肥胖，内脏脂肪堆积，成为导致动脉硬化的危险因素，进而导致糖尿病、血脂异常、高血压等代谢异常综合征。因此，即使是简单的运动也是有益的，一定要养成与术后身体恢复状态相匹配的运动习惯。

适合术后恢复的体育锻炼

刚出院后由于体力下降，可以先从床旁运动开始，建议在术后 3 个月内避免进行给予腹肌过量负荷的运动

机体康复训练

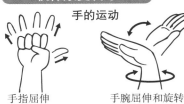

手的运动

手指屈伸　　手腕屈伸和旋转

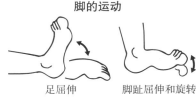

脚的运动

足屈伸　　脚趾屈伸和旋转

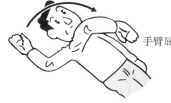

手臂屈伸和旋转

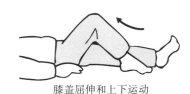

膝盖屈伸和上下运动

立位运动

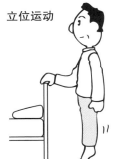

手扶床作为支撑在床旁站立，足跟上下反复运动、肩上下运动、颈部来回旋转及颈肌前后屈伸运动

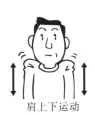

肩上下运动　　颈部来回旋转及颈肌前后屈伸运动

日常生活中的动作

步行运动

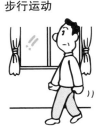

床边或室内来回步行

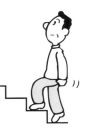

慢慢扩大活动范围，如爬楼梯

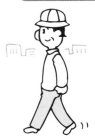

积极进行日常生活中的动作，且尽可能逐渐增加活动量

步行是最适合的运动，开始步速不要太快

要进行与身体肌力和体力相匹配的运动，推荐步行。步行可以不受时间、地点限制，任何人、任何地点、任何时间都可以进行。开始可原地踏步，在室内散步也可以。逐渐习惯适应后可外出散步，首先尝试在住宅周围慢慢地轻松散步。然后尽可能缓慢增加步行速度，同时要注意走路姿势，找出适合自己的步速，再一点点地增加步行的距离。

运动时要不断给自己加油，想着"要努力"这样才会效果好。运动要量力而行，否则会欲速则不达。可给自己设立一个合理目标，只要再努力一点就能达到的运动量作为目标，这样进行锻炼会比较好。以这样的散步作为主要锻炼方式，逐渐增加日常生活中的运动次数和扩大活动范围。出现腹泻或大便次数增多时，可能会担心在运动过程中如厕，可以在运动前确认步行途中有无厕所，万一出现大便失禁，可以提前准备好成人纸尿裤作为应对措施，要尽可能尝试外出步行。

为了避免运动过程中出现脱水，运动时要注意及时补充水分

每天都坚持运动，特别是在户外进行散步是最理想的状态。通过散步不仅可以达到运动目的，同时也可以调节我们的心情，是非常好的一项运动。如果体力能较快恢复，可以运动后微汗为目标，逐渐增加运动量和运动时间。出汗时一定要注意不要出现脱水，请千万不要忘记在运动过程中及时补充水分。胃切除术后一定记住要小心谨慎地每次少量地补充水分。

要 点 ....

准备运动时的注意事项

①要从轻量运动开始逐渐增加运动量。②运动中不要忘记补充水分（少量、细致地补充水分）。③每天坚持运动要量力而行。④一旦适应，可稍微提高运动目标。⑤手术瘢痕或关节等疼痛时，适当控制运动量。

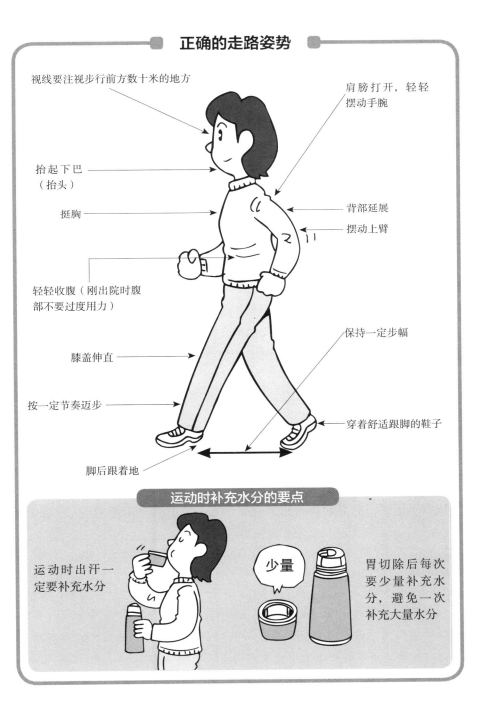

正确的走路姿势

视线要注视步行前方数十米的地方

肩膀打开，轻轻摆动手腕

抬起下巴
（抬头）

挺胸

背部延展

摆动上臂

轻轻收腹（刚出院时腹部不要过度用力）

保持一定步幅

膝盖伸直

按一定节奏迈步

穿着舒适跟脚的鞋子

脚后跟着地

运动时补充水分的要点

运动时出汗一定要补充水分

少量

胃切除后每次要少量补充水分，避免一次补充大量水分

调整好排便规律

⬤ 通过运动及饮食调整、改善排便规律

因个体差异，胃癌术后患者有排软便的，也有腹泻的，无论是哪种情况都比较常见。与手术前不同，由于食物不能在胃内充分消化便快速进入小肠，作为消化不良的症状很容易出现腹泻。

另外，手术后也容易出现便秘，为了防止倾倒综合征等手术后遗症的出现而加以限制水分摄入，因水分摄入不足致使大便变硬，从而导致排便困难。由于术后胃容积变小，摄入的食物量也会相应减少，与术前相比，摄入膳食纤维也会不足，故易产生便秘。

多数情况术后3~6个月大便状态会逐渐恢复到和术前基本相同。从运动、饮食生活开始，调整生活习惯，努力改善生活方式，调整好排便规律也不是一件难事。接受抗癌治疗时，作为治疗不良反应，有时治疗也会导致持续软便或水样便。

⬤ 精神紧张也是干扰排便规律的主要原因

胃肠道运动受精神因素影响比较大。当出现腹泻或者便秘时，如果患者很在意倾倒综合征等手术后遗症出现，并因此产生精神压力，也会干扰胃肠运动，结果会导致排便规律紊乱，加重腹泻和便秘。

备忘录
肛门周围糜烂

如果反复腹泻，可以导致肛门周围皮肤糜烂、变红和疼痛。这时在排便后不要用卫生纸用力擦拭肛门。可能的话，用低水压的温水沐浴器冲洗肛门，最好采用柔软的湿纸巾轻柔地擦拭。

如果患者能了解腹泻或者便秘是因为胃切除导致的症状，过段时间排便就不会有什么影响的话，就可以减轻精神压力，心情也会随之变轻松。若能这么想，就可以改善腹泻或便秘的症状。

腹泻严重时尽量做好保温，保持安静

腹泻发生时，应尽量做好保温，保持安静的状态，同时适当补充水分，防止脱水症状出现。要注意如下这些食品。一旦症状严重要及时就诊，接受医生给予调整胃肠功能的药物或止泻药治疗。

要注意止泻药的使用次数。如果反复多次使用，可能会引起便秘，发生便秘后，有时会很难改善。

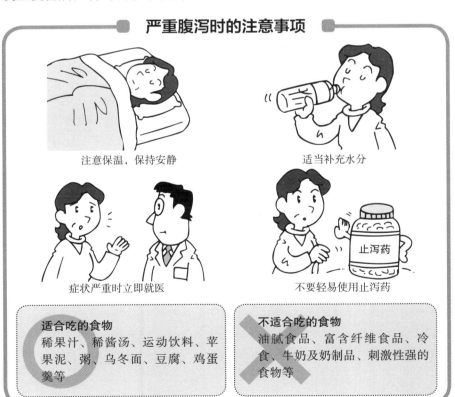

严重腹泻时的注意事项

注意保温，保持安静

适当补充水分

症状严重时立即就医

不要轻易使用止泻药

止泻药

适合吃的食物
稀果汁、稀酱汤、运动饮料、苹果泥、粥、乌冬面、豆腐、鸡蛋羹等

不适合吃的食物
油腻食品、富含纤维食品、冷食、牛奶及奶制品、刺激性强的食物等

排便次数增多的人外出时需要事先确认厕所的位置

腹泻患者有时会频繁出现便意，很想去厕所。因此，会产生如果来不及上厕所该怎么办的顾虑，故而会分散注意力，并会导致不少人精神紧张。如果过分担忧并不好，所以奉劝那些排便次数增多的人，为了能安心生活，在准备外出等活动时可以事先确认厕所位置，或者提前向一起同行的伙伴说明这个情况。

逐渐习惯了出院后的生活后，自己就基本能够了解饭后多久会有便意，吃不同的食物后大约多久会产生便意等，这样可以比较从容如厕。当产生便意时也不要勉强忍耐，如果总是忍耐有时会引起便秘。

要注意手术后长时间便秘可能会是肠梗阻

手术后容易引起腹泻，也容易引起便秘。即使是便秘，如果能两三天排便一次，就没有必要太担心。

最担心的是粪便在肠内停滞多日变成越来越硬的粪块。这时会导致腹部胀痛不适，如果自主排便很困难，最好与医生商谈，接受缓泻药物治疗、灌肠或人工取便等治疗。

有时候会出现剧烈腹痛或恶心、且大便不能完全排出的现象，此时要高度怀疑肠梗阻（参见第17页），请及时就诊。

要 点

对于腹泻、排软便的对策

如果术后腹泻或排软便，即使外出前事先确认了厕所位置，有时还会产生不安，担心如果来不及上厕所该怎么办。这时候可以购买成人纸尿裤。精神因素也会影响排便，尽量避免外出时过分担心。如果有这种紧张感，最好反复多次外出，这样外出时就不易引起便意，自己调节起来就容易多了。

便秘的预防及解决方法

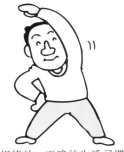

养成规律的、正确的生活习惯和运动习惯，调节好胃肠功能

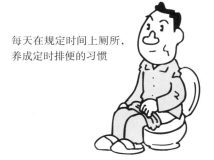

每天在规定时间上厕所，养成定时排便的习惯

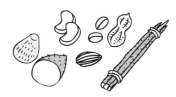

进食过多也会引起腹泻，发生便秘时可以适当增加膳食纤维的摄入（参见第 57 页）

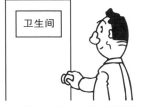

有便意就去卫生间，绝不忍耐拖延

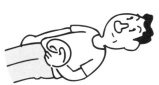

平卧位时按顺时针方向轻柔按摩腹部

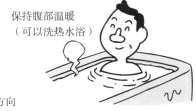

保持腹部温暖
（可以洗热水浴）

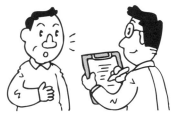

如果还是没有改善，最好和医生商谈，接受缓泻药物治疗

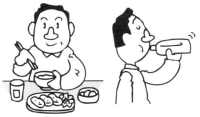

在进食中要注意水分摄入，平时也要注意适当地补充水分

因便秘导致身体状况紊乱时可以使用缓泻药来调节

便秘严重不仅导致腹部胀满不适，有时也会导致无法进食。对于高龄老年人而言，由于便秘会影响食欲，体力随之下降，进一步导致全身状况恶化，所以要特别注意。

排便困难时，如果过度用力有时还加重痔疮，进而引起肛门的相关症状。如果便秘持续得不到缓解，也会成为精神压力，会进一步导致上述症状加重。出现上述情况时要及时就诊，找医生开具缓泻药治疗，缓泻药可以使大便变软，从而促进排便，防止病情进一步加重。对于高龄老年人，在便秘不太严重时，应尽早使用缓泻药让大便变软，以促进排便，进而保证全身状态良好。

如果过分依赖药物治疗便秘，可能会导致慢性便秘

用于治疗便秘的缓泻药种类繁多，经常使用的药物如第87页表所示。不同的缓泻药具有不同的特征。根据病情的不同，调整药物使用剂量，促进达到接近自然的排便状态。

事先和医生商谈选择适合自己的缓泻药，即使是紧急情况也可以安心，但不要过分依赖缓泻药。如果经常使用同一种缓泻药，疗效很难维持，有时候反而会发展为慢性便秘。

如厕焦虑时的应对方法

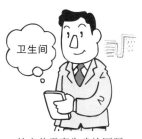

卫生间

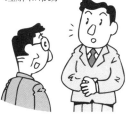

可以把"自己胃肠功能还没恢复到正常"等情况告诉周围的人，取得别人的理解和帮助

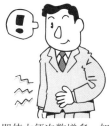

外出前需事先确认厕所位置，这样才会安心，也可使用智能手机寻找厕所位置

即使大便次数增多，如果能很好地习惯和适应这种排便间隔，就不用太担心

促进排的便药物	
药物名称	药物作用
硫酸镁	阻止肠道水分吸收，增加大便含水量，使大便变软，从而促进排便
番泻苷	刺激大肠黏膜，促进肠道运动
番泻叶·番泻果	
复方匹可硫酸钠	
羧甲基纤维素钠	在肠道中吸收水分使大便膨胀，大便体积增大，刺激肠道，促进排便
中药，如大建中汤	可以改善腹泻、便秘所致腹胀的效果

充分休息及睡眠

规律生活和适当运动是助眠秘诀

出院后在进行康复训练促进体力恢复的同时，请不要忘记也要进行适当休养。但是，休养并不是一天到晚都躺在床上睡觉。

训练最重要的是不要勉强，在力所能及的范围内尽可能活动身体。白天可以恢复到日常生活，到了晚上也能酣然入睡，要充分地进行休息，最理想的生活是能张弛有度。

特别是大家所说的"早起早睡"，规律生活和适量运动是为了保证能进行适当的休养，身体休养与快速舒适入眠密不可分。

转换心情，释放压力

在术后身体管理中，对于不同食物、进餐次数等不习惯的事情还有很多，患者可能会因此产生不安。过度担心很容易在心里积攒起来成为心理压力，所以有时要转变心情。

在一天当中，有做自己喜欢事情的时间，安排好可以使自己心情放松的时间，这样可以让自己重新振作起来且充满活力。例如，听音乐，画画，推心置腹地和同事、好友聊天等，哪怕是做简单的事情也没关系。也可以做深呼吸，或者做体操等，这些都能够让心情愉悦。

备忘录
所谓压力

由于外因导致自己身心状况出现"扭曲"的状态，主要的外因归根结底可以称为"压力"。作为外因一开始可以是外界环境的炎热或寒冷等，然后是人际关系、精神压力、各种烦恼等。受伤、疾病会导致患者精神状况发生变化，很容易因此形成压力。

身心放松法

通过深呼吸进行简单的放松

 把意识集中在肚脐周围，一边有意识地收腹，一边缓慢吐气

哈

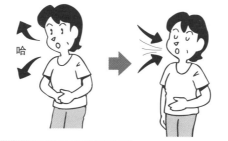

 有意识地鼓起腹部，缓慢吸气

 重复进行①和②

简单的拉伸

 一边缓慢吐气，一边缓慢充分伸展上臂

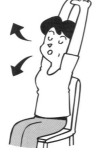

② 慢慢吸气，逐渐回到原位

③ 重复进行①和②

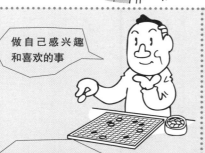
做自己感兴趣和喜欢的事

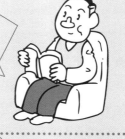
充分休养

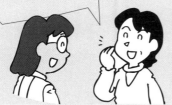
与亲朋好友聊天

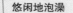
悠闲地泡澡

如果持续失眠，应针对病因给予相应的处理

住院时熄灯时间相对固定，一旦关灯自然就可以开始睡觉了。但出院后按规定时间进行睡眠就变得格外困难。例如，看电视看到半夜，和其他人聊天以后情绪兴奋等导致难以入睡的情况也不少见。睡前30分钟保持安静、放松，这样会比较容易入睡。

对于运动量不足的人来说，容易导致入睡困难。生病以后运动量多少都会减少，因此，在白天尽可能多活动，这样到了晚上自然而然就容易入眠。保持环境安静，温度适宜，可以促进自然入睡。除此以外，引起失眠原因有多种，可以考虑针对不同原因采取不同方法应对。

无论如何都睡不着的时候可以服用镇静催眠药

有时即使在睡眠上做了很大努力，但还不能入睡，这时应该和医生沟通，接受医生开具的镇静催眠药治疗。镇静催眠药种类繁多，睡眠障碍通常包括入睡困难、睡眠较浅、容易做梦等，医生会根据睡眠障碍的具体情况给予不同的药物治疗。镇静催眠药一定要遵医嘱正确使用。

常用的镇静催眠药
药物名称
三唑仑
溴唑仑
氯甲西泮
氟硝西泮
艾司唑仑
氯硝西泮
利马扎封
唑吡坦
佐匹克隆
夸西泮
氟西泮

失眠的原因及提高睡眠质量的方法

活动量少

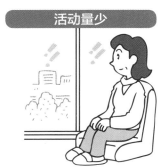
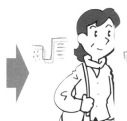

- 尽可能集中在白天活动，减少白天睡眠时间

睡前精神兴奋

（看电视、听音乐、聊天等）

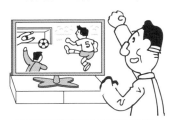

- 睡前保持安静，尽可能放松
- 听轻音乐
- 芳香的植物精油
- 放松地泡温水澡
- 建议服用有助眠效果的香草茶
- 避免饮用含咖啡因的饮料

令人不愉快的环境

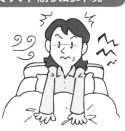

- 要防止噪声，保持安静
- 调节室内温度（冬暖夏凉）
- 调整床上用品（高枕，被褥的舒适度等），保证舒适

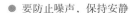
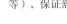

感觉焦躁、不安

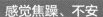
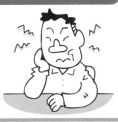

- 症状严重时可以与医生面谈进行咨询，获得医生相关建议。根据不同情况，可以接受相应的镇静催眠药等治疗

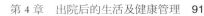

通过洗澡保持身体清洁及身心放松

洗澡可以温暖全身，从而促进肠道蠕动

开腹手术后因为考虑到伤口愈合，很多人对洗澡有所顾虑，实际上在得到医生许可后洗澡是没有问题的。出院后大部分人可以洗澡。

洗澡不仅可以保持皮肤清洁，还可以促进全身血液循环。泡澡可以温暖身体，有利于肠道蠕动，帮助减轻或消除便秘。腹部伤口完全愈合后，可以轻柔地按摩腹部。这种小刺激对于促进自然排便也是有效的。

如果有稀便或腹泻，且您也比较在意排便次数，自己在家洗澡时，可以尝试在浴室里安装移动式马桶。万一不小心弄脏了浴室也没有关系，可以和家人说明，并取得家人帮助。

推荐洗温水浴放松

沐浴既可以缓解疲劳，又可以缓解精神紧张，促进身心放松，所以应尽可能保证在每天生活中有舒适地进行沐浴的时间。

特别强调水温要合适，尽量避免在水温过高的浴池中长时间沐浴，否则会增加心血管系统负担。

备忘录
洗澡时合适的水温

对于洗澡的水温，到底多少度才合适，每个人感觉会不一样。一般来说，大多数人觉得40摄氏度左右的水温是比较合适的，41~42摄氏度感觉热一些，38~39摄氏度感觉凉一些。温水浴会兴奋副交感神经，因此会使身心放松，有减轻疲劳的作用。

洗澡时的注意事项

最初从淋浴开始慢慢地逐渐让身体适应

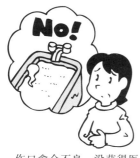

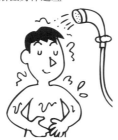

伤口愈合不良、没获得医生许可时不要洗澡

避免水温过高或长时间泡澡

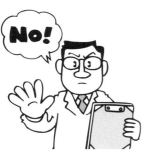

为了防止滑倒，要特别注意脚下（可以利用扶手、防滑垫等）

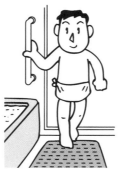

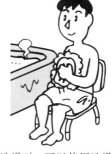

患病、医生禁止时不要洗澡

洗澡时，可以使用洗澡专用椅，并且采用比较舒适的姿势（术后短时间内不要增加腹部负荷）

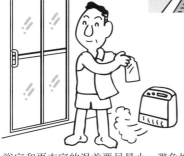

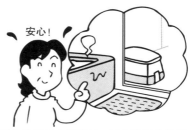

浴室和更衣室的温差要尽量小，避免增加心血管系统负担（冬天时更衣室要温暖些）

担心总是要上厕所时，可在浴室内放置简易坐便器

服药须知

● 在服药过程中准备一个用药手册会很方便

出院时，除了记录医生告知的有关今后治疗的相关内容以外，非常有必要和医生当面沟通用药的细节。拿到药物后请遵医嘱，按时服药，注意用法、用量。

除胃癌治疗药物外，加上其他治疗慢性病需要服用的药物，种类可能会比较多，所以有必要加强管理。这时可以利用用药手册进行归类整理。到其他医疗机构就诊时，医生可以通过这个用药手册了解过去的用药情况，有助于医生进行诊疗。

即使是看多个不同的医生或到多个医疗机构就诊时，有这个用药手册也是非常方便的。通常就诊时可以和就诊卡一起带到医院。

● 使用市场上售卖的药物之前必须与医生沟通

请遵医嘱服药，不要随意服用市场上售卖的药物。因为不同药物之间可能会发生相互作用，如果必须使用市场售卖的药物，请事先与你的主管医生或药剂师沟通，了解所要购买药物与现在服用药物一起使用时是否会有问题。

备忘录
药物间不良反应

与药物本身治疗目的无关，而表现出治疗效果以外的作用称为药物的不良反应。多种药物作用会相互影响，有时会增加药效，有时会减弱药效，这种情况称为药物的相互作用。因此，如果想使用市场售卖的药物，一定要得到主管医生的许可，可以事先把药名记入药物手册中。

服药时的注意事项

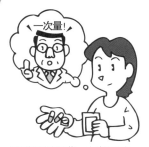

要遵医嘱服药，包括用法、用量等

从不同的医疗机构取药时，可以给医生看用药手册等，向医生汇报用药史

非处方药、处方药同时使用时，需要和医生进行沟通

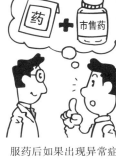

服药后如果出现异常症状，要停药并与医生沟通

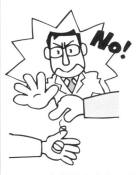

不要随意给他人药物，也不要随意从他人那里获取药物

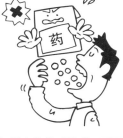

如果未能按时服药，不要将两次的药一起服用（最好事先咨询医生如果遇到这种情况应该如何处理）

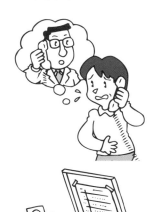

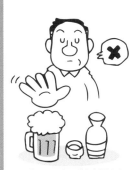

服药过程中要控制饮酒

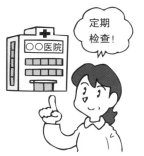

长期服药时，要定期去医院检查，通过检查发现身体是否出现异常

同时服用多种药物时，要做好药物管理，避免误服

如何进行日常健康管理

事先应知晓如何去应对突发症状

出院后，如果身体状况出现急剧恶化，请立即到医院就诊。为了防止紧急情况出现，就诊卡、用药手册等应事先放在容易找到的地方。与医院进行紧急联络的方式和联系医生的名字也应该记录下来，并且贴在家人和周围人容易看到的地方，这样会令人安心。

癌症治疗过程应经常向接诊医生汇报

因为感冒影响身体状况时，如果有平时经常就诊的医院，那么和这个医院的医生说明因为胃癌接受了什么样的手术，以及治疗内容和手术后的治疗经过。出示出院时手术医疗机构的主管医生开具的诊断证明书，方便医生了解您的情况。诊断证明书一般包括患者症状、诊断、治疗内容等，主要是为了方便其他医生了解患者的具体情况而提供的书面证明。身体状况出现异常改变需要就诊时，诊断证明书对于医生了解病情会有帮助。不仅如此，对于手术后接受的抗肿瘤药物以及自己所知晓的治疗相关内容也应该向接诊医生及时说明。如果按上述方法做的话，接诊医生可以比较清楚地掌握患者的病情，既有利于术后健康管理，也利于接诊医生提出合理建议。

要点 ....

如果出现令人担忧的症状，可以立即咨询主管医生

胃癌手术后回到家，患者可能会有一些担心，例如，吃饭的时候、饭后出现严重的倾倒综合征导致意识丧失，或者手术伤口愈合不佳感觉疼痛。如果出现了这些症状，可以找主管医生了解相应的治疗方法。便秘严重的患者，可能会出现肠梗阻，这种情况需要立即到医院就诊。

● 定期检查时健康管理的要点

　　手术后要对病情进行观察，有必要定期进行随访检查，这点医生会和患者说明。从出院后就要开始定期来往于医院，进行定期检查是日常健康管理非常重要的一部分。身体状况变化、手术后遗症、接受化疗时出现的不良反应等，一旦担心的症状出现了，就诊时应该及时向医生汇报并了解应对方法。检查结果等要经过详细确认，如果接诊医生对于日常生活中的注意事项进行说明，要把相关的内容记录下来。把每次定期检查的日子作为一个阶段或者把体力恢复设为目标，把想和医生沟通的事情提前整理好，如此进行健康管理就会变得更加容易了。

● 去医院看病时的注意事项 ●

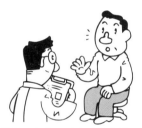

身体状况变化、手术后遗症等，如果有担心的症状出现，要与医生交流

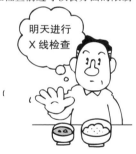

如果预约了影像学检查等，要按照指示在检查前遵守饮食方面的限制

明天进行X线检查

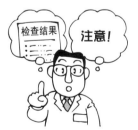

要认真听取关于检查结果说明和需要在生活中注意的事项，这些有助于健康管理

如果有想向医生咨询的事情，可以事先整理出来

通过监测体重大致可以了解身体恢复情况

胃癌手术后因为饮食量减少体重通常会下降。出院后如果身体恢复顺利，饮食量也会增加，体重也会慢慢地恢复。因此，1个月左右测量一次体重，可以大致了解身体恢复程度，有助于术后健康管理。

如果体重不增加，也没有必要太过紧张，原本身材偏胖的患者，如果注意营养均衡，能保持比术前减少了的体重，也可以视为健康。

如果无法阻止体重下降，同时还伴有食欲差、易疲劳等症状，要考虑这到底是什么原因引起的，尽早请医生进行诊断。

健康管理的心得体会

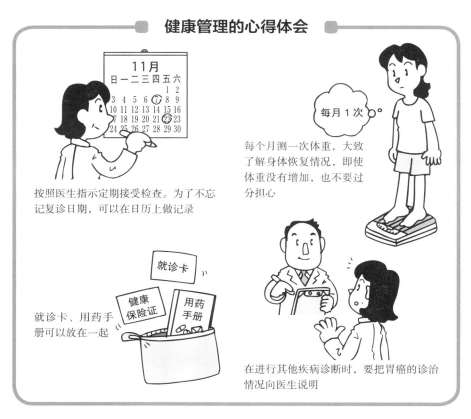

按照医生指示定期接受检查。为了不忘记复诊日期，可以在日历上做记录

每个月测一次体重，大致了解身体恢复情况，即使体重没有增加，也不要过分担心

就诊卡、用药手册可以放在一起

在进行其他疾病诊断时，要把胃癌的诊治情况向医生说明

● **如果附近有家庭医生就可以放心了**

负责患者平日感冒或其他慢性疾病等治疗随诊的医生称为家庭医生。因为家庭医生非常熟悉患者平时身体状况，所以全身健康管理可以依托于家庭医生完成。除了患有胃癌以外还同时患有其他慢性疾病时，与家庭医生沟通会比较容易，如果自家附近有家庭医生就可以放心了。

● **与专科医生的联系也逐渐增多了**

最近家庭医生和专科医院的医生开始进行合作，通过合作把患者的诊疗整合到地方医疗中。例如，在设备完善的专科医院进行癌症治疗，出院后接受自家附近的家庭医生管理，可以每年1~2次去专科医院检查和复诊。家庭医生无法决定治疗方案时，可以介绍给合作的医院进行进一步专科诊治。

家庭成员在支持患者疗养中的作用

如何支持患者的疗养生活

　　面对出院后的患者，家庭成员应尽可能表现得像住院前一样。如果患者没有极度体力不支或身体不适，患者自己的事情应尽可能自己做，与其多方照顾不如让患者自己多活动身体，这样更有利于患者康复。对于患者家属，一般出院时医生会针对生活方面的注意事项加以说明。

　　胃癌术后最有必要关注的是饮食。例如，从粥逐渐恢复到日常饮食。在饮食上粗心大意，有时会引起倾倒综合征等术后后遗症发生。为了防止这种不适感的出现，一定要少食多餐，家属要事先充分了解这一点。

　　另外，术后排便情况也会与术前不同，有时很容易引起腹泻和便秘。原则上除了在饮食上注意营养均衡，进食容易消化的食物等以外，最重要的一点是整个家庭成员也不要为此太过紧张，加重患者焦虑。

家庭成员不要过于勉强，放松些和患者通力协作

　　家庭成员对患者的协助是患者在家疗养的最大助力。同时患者本人也应该积极康复，努力做好自我管理。即使是家庭成员，相互之间也不要太过任性或者娇气，最好能保持适当的距离。

备忘录
愉快进餐

　　胃癌术后患者要面对手术后遗症，因此和家庭成员进餐习惯不一样。共同进餐时，患者要选择容易进食的食物，少食多餐。在家休养期间，要把进餐时间调整到患者感到愉快的时候，家庭成员也要在营造进餐氛围上花些心思。

有工作的家庭成员也不要勉强，在可接受的范围内给予患者支持即可。如果给予患者过度照顾，多数情况也会让自己感到身心疲惫。

在吃饭方面，可以把事先做好的饭菜分成小份放在冰箱里，让患者自己加热后食用。家庭成员不要事无巨细都照顾到，保持适当放松的心态照顾患者就行。

如果必须需要人护理，可以利用护理保险（参见第103页）和公共的支援等。

如何支持患者的疗养生活

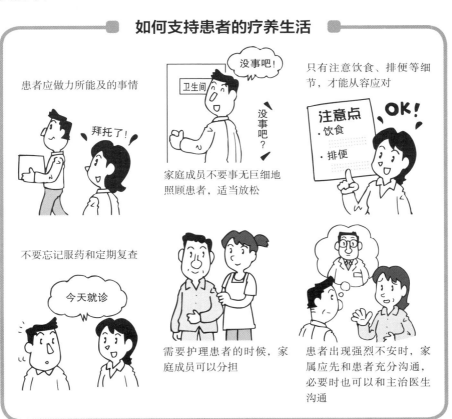

患者应做力所能及的事情

拜托了！

没事吧！

卫生间

没事吧？

家庭成员不要事无巨细地照顾患者，适当放松

只有注意饮食、排便等细节，才能从容应对

注意点
·饮食
·排便

OK！

不要忘记服药和定期复查

今天就诊

需要护理患者的时候，家庭成员可以分担

患者出现强烈不安时，家属应先和患者充分沟通，必要时也可以和主治医生沟通

为了不忘记定期复查，可以和家庭成员提前打好招呼

胃癌术后5年内要接受定期复查。一旦身体状况恢复，在体重逐渐增加后患者本人也会逐渐安心，因此有时会忘记去医院复诊。这时可以在家里容易看到的地方放置日历，事先在日历上把需要复诊的日期标记清楚。因为有些患者会担心术后出现复发、转移，所以不愿去医院复诊，有时也会因此导致精神状态异常。这种情况下，家人应立刻与主管医生联系，并陪伴患者一起接受诊治。

如果需要在家照护的话，可以利用公共服务

在日本，如果需要在家照护的话，也有利用公共服务的方法。年龄大于65岁（特种病大于40岁）者，能够利用护理保险。

利用护理保险的话，要向市、街道、村的政府进行申请。申请后，就需要判定个体需要护理的必要性，如果确定需要护理，根据认定的护理级别（5级）不同，进而决定使用照护服务的保险额度。

接受了需要护理的认定后，与之相对应的家访护理、家政援助、福利设备的租借等护理服务费均可由护理保险支付。因此，接受照护的人通过保险只需要支付实际金额的10%。从照护的申请到认定，再到可以利用护理保险的费用需要1个月以上的时间。如果需要进行长期疗养的话，这个制度会非常有帮助。除此以外，有残疾证的人，根据规定有时可以享受特殊的福利。这点可以和保险公司确认一下。

备忘录
护理保险制度的照护等级认定

通过护理保险进行申请时，首先要通过5个阶段判断是否需要被照护，照护级别从低到高分为1级、2级、3级、4级、5级。其他情况，如果不需要照护，但是需要支援中心帮助的，根据必要程度，从低到高分为1级和2级。

可以利用护理保险享受到的服务

家访护理	护士到家照护
家访洗澡护理	护士或志愿者到家并且照顾患者洗澡
家访看护	看护师到家进行看护
家访心理指导	心理师上门和患者沟通
居家疗养管理指导	对于去医院就诊困难的患者等，医生可以上门指导
福利用具出租补助	护理过程中租借所需工具的费用
特定福利用具出售补助	购买护理过程中所需工具的费用
辅助住宅改造补助	护理过程中改造住宅所需费用
养老院照护	在有照护设施的养老院接受照顾（日间服务）
养老院心理指导	在有照护设施的养老院接受心理指导
短期入住养老院的生活照护	短期入住有照护设施的养老院（短期居住）
短期入住养老院的疗养照护	短期入住阶段加入医疗照护
夜间家访照护	根据需要夜间到家进行照护

注 根据需要照护的程度保险决定支付的额度。

居家医疗时的应对

根据术后病情，患者有时需要居家医疗。居家医疗包括在家中当痰、食物堵塞时需使用吸引器治疗，呼吸困难时给予吸氧，排尿困难时给予导尿，不能经口进食时给予鼻饲营养等医疗行为。在胃癌术后的患者中，高龄或有合并症的患者等有时会需要上述治疗。

居家医疗本来应该由医生、护士来完成，但是让家人来完成一部分也是可以的。必要时家庭成员可以接受医生、护士的指导，充分了解这些知识以便更好地进行居家医疗。在使用仪器等方面如果有不明白的地方，应积极地与医生、护士沟通。一旦有紧急情况发生，应该立刻联系医护人员。

家庭成员能够在家进行的医疗行为

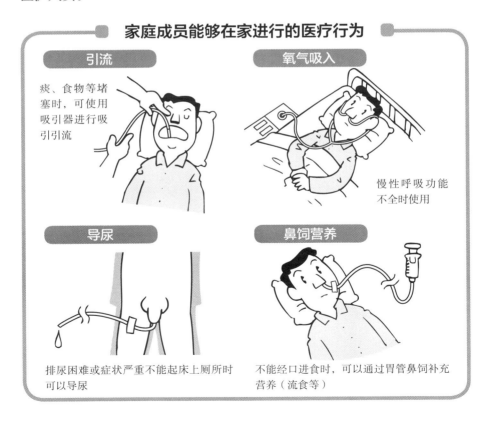

引流

痰、食物等堵塞时，可使用吸引器进行吸引引流

氧气吸入

慢性呼吸功能不全时使用

导尿

排尿困难或症状严重不能起床上厕所时可以导尿

鼻饲营养

不能经口进食时，可以通过胃管鼻饲补充营养（流食等）

● 理解患者的预期目标，不随便相信网上查阅的信息

对于居家医疗、饮食准备等，都需要整个家庭通力协作。通常除了在出院前接受医生、护士给予的居家疗养生活的建议外，不少人为了更好应对会通过书籍、网络等查阅相关知识进一步了解。

当通过网络查阅与癌症治疗相关知识时，越查越会发现可以获得的信息各式各样，所以非常重要的一点是不要轻易相信或使用查阅到的信息。例如，在网上可以看到有关胃切除术后患者的经验分享，即使大家认为"某种饮食疗法可能不错"，但是对于某些患者可能是禁忌。经验之谈终究是来自个人的，并不一定适合他人。

了解患者意愿也是非常重要的。与患者本人充分沟通并且把患者本人意愿放在第一位。如果家庭成员能够成为患者身边最亲近的并且能够理解患者的人，患者本人也一定会信心满满地接受治疗。

● 有时要缓解压力，不能都由家人承担

如果和居家疗养患者长时间接触，有时患者会给家庭成员造成精神压力。这时候家庭成员应该积极面对，如通过和朋友打电话聊天、喝茶等来缓解压力。

如果患者经过鉴定需要护理时（参见第102页），非常适合使用护理保险，可以通过保险获得护理的帮助及居家照护的帮助。通过这种方法，家人有时可以适当地离开患者，如外出等拥有一些自由的时间。

备忘录
患者联谊会和家庭成员

一般会有患者协会，可与患者和家庭成员交流。协会中有和家庭成员交流的工作人员，为了减轻家庭成员因为照护患者产生的压力；也可以让患者参加协会活动，从而增加患者之间的交流。

● 应对疗养过程中的烦恼、不安或疑问等

了解自己所患疾病和所接受的治疗是非常重要的。特别是了解有关癌症治疗、疗养方面的相关信息，可以为自己在抗癌生活中增添很大助力。如果在疾病疗养上有烦恼、不安或疑问等，但却不知道能和谁交流，那就会让自己有很多困惑的地方。这时最有帮助的是交谈支援中心。

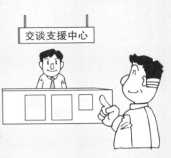

交谈支援中心是给予患者及其家庭成员精神和社会支持的机构。是日本各地癌症诊疗协作医院里必备的机构之一。在这些医院中会设有医疗交谈室、癌症交谈室或地区医疗协作室等。不仅可以提供有关癌症的相关信息，对于经济上的担忧、护理上的烦恼，如何应对家庭成员等，可以交谈的内容很广泛，会让人感到很轻松，可以好好加以利用。

● 由专业人员免费进行交谈

负责交谈的职员，作为专门负责和癌症患者进行交谈的人员，由接受过培训的医疗社工、护士、临床心理医生等组成。根据需要还可以有专科医生、药剂师、营养师等。

交谈是免费的，通过电话或面对面进行，其中还有医院通过电子邮件进行交谈。如果希望面对面交谈，最好提前电话预约。如果想了解设有交谈支援中心的癌症诊疗定点医院的信息，可以咨询当地政府机构。也可以在日本国立癌症研究中心对策情报中心的网站上获取。

第 5 章

对于术后复发、转移的思想准备及其治疗方法

发生术后复发、转移的原因

看不见的癌细胞不断生长引起肿瘤的复发

胃癌复发是指在经过内镜、手术、化疗等治疗后肿瘤再次生长。这是由目测不到的微小癌细胞在手术后不断增殖生长形成的。

癌细胞最初生长的部位称为原发灶。癌细胞可向原发灶周围的组织器官扩散生长，引起肿瘤"浸润"。胃癌手术时会切除有潜在复发风险的胃周淋巴结，进行术后化疗，这都是为了尽可能消灭可能残留的微小癌细胞。

即使手术切除了所有肉眼可见的肿瘤，也可能会残留下小部分不能清除的癌细胞。那些残留并生存下来的癌细胞随着时间的推移会逐渐增多增大，最后在复查中被发现并确诊为术后复发。

大部分的术后复发会向其他器官转移

胃癌复发大体可分为局部复发和远处转移两种情况。局部复发是指手术后在胃周边残留的癌细胞不断增殖，在胃的附近再次发现癌。与之对应的是远处转移，是指癌细胞进入血管或淋巴管，随着血液或淋巴液播散至体内远处的脏器，在新的器官定植并且逐渐增大形成新的癌灶。

在胃癌复发中大多数情况是远处转移，因转移途径不同可分为3种类型：①癌细胞随血液转移至其他器官，即血行转移；②癌细胞随淋巴系统转移，即淋巴道转移；③癌细胞细胞像种子一样播散至腹腔，即腹腔种植转移。

胃癌的转移方式

局部复发

术后胃周围残存的癌细胞不断增殖，在残胃或胃附近部位复发

远处转移

癌细胞通过血液、淋巴液转移至远处脏器并增殖形成，常见有肝转移、肺转移、骨转移和腹膜转移等

血行转移

癌细胞进入血液，转移至远处脏器，定植后增殖生长。因为来源于胃肠等消化道的血液会汇聚到肝，所以肝转移较多见

淋巴转移

癌细胞进入淋巴液，随着淋巴液流到淋巴结，并在此定植后增殖。从胃周淋巴结很容易转移至远处淋巴结

浸润

癌细胞增殖，并向胃周围相邻脏器进行扩散。对于胃癌来说，与胰腺相比邻，所以胰腺浸润多见

腹膜种植转移

癌细胞突破胃的外壁，散落在腹腔内（腹腔的内侧）播散并增殖。侵入腹膜可引起癌性腹膜炎

通过血行转移至肝

胃癌血行转移是指癌细胞进入血管内，通过血液转移至远处器官，并且定植后增殖形成新的癌灶。胃、肠、胆囊和胰腺等腹部脏器的血液都会回流经过肝，然后回到心脏和肺。因此，胃、肠等消化道肿瘤出现血行转移时，肝转移的发生率较高。另外，全身血液会回流至肺以及经过血供丰富的脑，因此这两个器官也会常见肿瘤转移。

淋巴结转移一般从胃周淋巴结开始

在胃癌转移中最容易出现淋巴结转移。癌细胞进入淋巴管，随淋巴液流至淋巴结并在淋巴结增殖。淋巴结是遍布全身很多脏器的淋巴网中的重要组成部分，担负着杀灭进入淋巴液中的细菌等有害物质的功能，胃癌细胞可以通过这种方式转移至淋巴结。

胃癌淋巴结转移最容易出现在胃周淋巴结，由近及远形成淋巴结转移。通常即使有淋巴结转移，在体外也很难触诊到，只有癌细胞转移至左侧锁骨上窝淋巴结时，才可以触摸到，这就是常说的菲尔绍（Virchow）淋巴结转移。

术后复发以腹膜种植转移最常见

在胃癌复发中发生概率最高的是腹膜种植。癌细胞一旦突破胃浆膜层，会像在地里播种一样在腹腔内广泛种植。腹膜是覆盖在腹腔脏器表面的膜，如果肿瘤转移至大肠或小肠被覆的腹膜上，并且逐渐增大，会压迫肠道导致食物通过受阻，从而引起肠梗阻。

随着腹腔内癌细胞的不断增殖，腹水不断增多，会表现为腹胀、腹痛、呼吸困难等症状。腹膜转移大多是因为肿瘤进展引起的，所以治疗很困难。即使把所有看见的病灶完全切除，但那些肉眼看不见的癌细胞还会继续长大，引起癌症复发，这样的情况也不少见。

针对腹膜种植转移治疗，主要是以化疗为主，手术治疗是很困难的。但是，目前还没有特别有效的治疗方法。

胃癌易转移的器官

●根据胃癌浸润深度不同，转移的发生率不同 （%）

浸润深度	淋巴结 （淋巴道转移）	肝 （血行转移）	腹膜 （腹膜种植转移）
黏膜层（M）	3.3	0.0	0.0
黏膜下层（SM）	17.6	0.1	0.0
固有肌层（MP）	46.7	1.1	0.5
浆膜下层（SS）	63.6	3.4	2.2
浆膜（SE）	79.9	6.3	17.8
周围脏器浸润	89.7	15.5	41.6

（1972 ~ 1986 年，日本国立癌症研究中心中央医院）

●胃癌浸润胃壁的深度

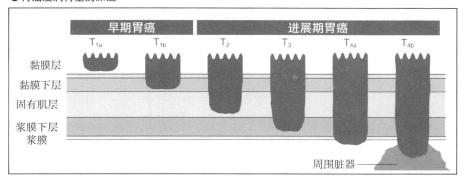

胃癌一旦复发很难完全治愈

即使手术切掉了所有可见的癌组织，癌细胞还是有可能隐藏在其他脏器中。因此，可能会在术后5年内复发，大多数情况会在术后3年内复发。

一般手术5年以后复发率会明显下降。因此，如果手术5年后仍未见肿瘤复发，基本上就可以认为已经治愈了。

如果胃癌早期能够及时进行治疗，则很少出现复发，但是进展期胃癌很容易出现复发。一旦复发，可表现为多个器官转移，或者同一脏器多发转移。即使再次进行手术，也很难完全切除。

只有孤立的肝转移时，如果能通过手术进行部分肝脏切除，则有治愈可能。但如果出现广泛转移，则以全身化疗为主，大多数情况下不能治愈。

疾病的分期不同，复发、转移的发生率也不同

决定胃癌的预后因素包括肿瘤浸润深度，淋巴结转移程度，以及是否存在肝转移、腹膜转移等。把这些因素结合起来，就决定了肿瘤的分期。疾病分期越晚，出现复发、转移的概率就越高，预后则越差。

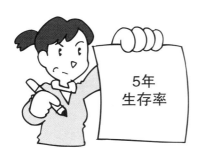

通常胃癌预后以5年生存率来表示的。如第113页图所示，ⅠA期胃癌5年生存率达95%以上，Ⅳ期5年生存率不足10%。也就是说，Ⅳ期患者在5年内会有超过90%的人死亡。但是由于抗癌药物在术后辅助化疗中的应用（参见第2章），术后复发的患者比例也在不断下降。

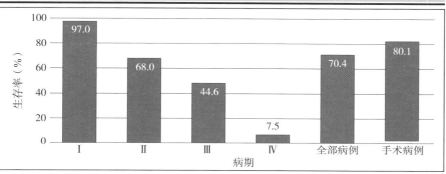

不同胃癌分期的 5 年生存率

（资料：日本全国癌症（成人病）研究中心协会加盟机构的生存率共同调查，2001~2003 年）

胃癌分期

肿瘤浸润深度	N₀ 无淋巴 结转移	N₁ 1~2 个 淋巴结转移	N₂ 3~6 个 淋巴结转移	N₃ 7 个及以上 淋巴结转移	M₁ 区域淋 巴结以外的 淋巴结转移
T₁ₐ（M） 局限在胃黏膜层	Ⅰ A 期	Ⅰ B 期	Ⅱ A 期	Ⅱ B 期	
T₁ᵦ（SM） 局限在胃黏膜下层	Ⅰ A 期	Ⅰ B 期	Ⅱ A 期	Ⅱ B 期	
T₂ 达到胃固有肌层	Ⅰ B 期	Ⅱ A 期	Ⅱ B 期	Ⅲ A 期	Ⅳ 期
T₃ 达到胃浆膜下	Ⅱ A 期	Ⅱ B 期	Ⅲ A 期	Ⅲ B 期	
T₄ₐ 超出胃浆膜层	Ⅱ B 期	Ⅲ A 期	Ⅲ B 期	Ⅲ C 期	
T₄ᵦ 浸润到胃周围脏器	Ⅲ B 期	Ⅲ B 期	Ⅲ C 期	Ⅲ C 期	
M₁ 肝、肺、骨等远处转移	Ⅳ 期				

※T：胃壁浸润深度；N：淋巴结转移；M₁：远处转移；M：黏膜层；SM：黏膜下层

胃癌复发、转移的部位及转移方式和症状

怎样才能发现复发、转移

主要通过下面两种情况发现胃癌出现了复发：一种情况是出现新症状接受检查时发现复发，另一种情况是没有症状通过术后定期检查发现复发。

根据复发部位不同，所产生症状也不尽相同。肝转移大多数情况下通过定期CT检查或腹部超声检查发现，一般没有什么自觉症状。腹膜种植转移很难从影像学上表现出来，大多数会在出现小肠或大肠梗阻，或出现腹水等症状时发现。如果既没有自觉症状，影像学检查也没发现异常，但是肿瘤标志物却不断升高，有时需要做PET/CT检查来寻找复发转移病灶。

肿瘤进展时特有的症状

疾病早期一般没有什么症状，但是随着疾病进展一般会慢慢出现症状。根据复发、转移的器官部位不同，会表现出不同的、特有的症状。

局部复发

● 胃及胃周复发

在胃切除后部位，术后残胃出现肿瘤复发时称为局部复发。从胃脱落下的微小癌细胞，或者术后未切除干净的淋巴结残存的癌细胞不断增殖也会形成局部复发。

● 腹痛、恶心及肠梗阻等

早期一般没有症状。在肿瘤不断增大以后会出现腹痛、呕吐、梗阻等症状。如果肿瘤进一步发展可在腹部触及包块。局部复发如果压迫腹部神经，会出现持续性的剧烈背痛。

局部复发的症状

早期一般没有症状，疾病进展后会表现出如下症状

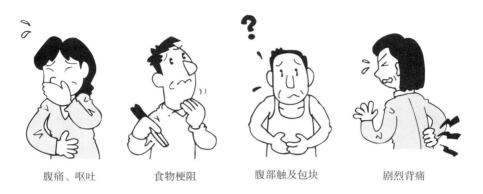

腹痛、呕吐　　　食物梗阻　　　腹部触及包块　　　剧烈背痛

淋巴结转移

● **远处转移**

胃癌相对较早期时容易出现淋巴结转移，大部分情况转移至胃周淋巴结。因此，胃癌手术通常会把胃周淋巴结切除。如果寻找到转移病灶，一般能切除的是沿胃壁或胃血管分布的淋巴结。但是，如果肿瘤进一步发展，癌细胞转移至腹部较深部位的大动脉周围淋巴结或距离胃更远的淋巴结，如颈部淋巴结等，就无法切除了。

● **质硬肿物**

大多数淋巴结转移时，如果不是很大，通常也感觉不到。但是，如果转移至浅表淋巴结，就可以触及到质硬肿物。例如，菲尔绍（Virchow）淋巴结转移时，即左侧锁骨上窝淋巴结转移，很容易用手触及到。肝门附近淋巴结转移，可能会压迫胆管，导致胆汁排泄不畅，从而会产生黄疸。

● 产生癌性腹膜炎

腹膜转移是指癌细胞突破胃壁散落在腹腔播散、转移。癌细胞侵入腹膜并增殖，在腹腔内可以引起各种各样的症状，被称为癌性腹膜炎，有时会产生大量腹水。

● 要注意腹水、肠梗阻等

早期一般没有什么症状，但是随着肿瘤进展，如果压迫到肠道，可以表现为腹部胀满感、恶心等。腹水不单单是液体，其中含有大量癌细

引起腹膜播散的方式

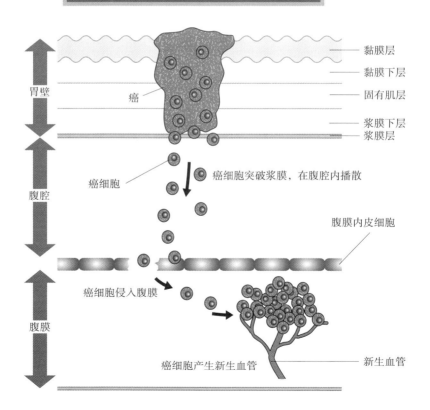

胃壁　　黏膜层
　　　黏膜下层
癌　　　固有肌层
　　　浆膜下层
　　　浆膜层

腹腔　　癌细胞　　癌细胞突破浆膜，在腹腔内播散

腹膜内皮细胞

癌细胞侵入腹膜

腹膜　　癌细胞产生新生血管　　新生血管

胞。腹水充满腹腔，如果引流出腹水进行相关检查发现癌细胞，则可以确定腹膜播散。

腹膜播散进展后，压迫肠道，引起肠腔狭窄进而导致肠梗阻，并自觉腹痛，侵及到横膈膜还可以引起呼吸困难。腹膜播散波及后腹膜，可以压迫到输尿管，使尿从肾排入膀胱受阻，这种状态称为肾盂积水。肾盂积水形成初期，有时会出现类似输尿管结石引起的背痛。

如果腹膜播散导致上述这些并发症，可能会严重影响进食，并因此出现全身状况急速衰弱。

肝转移

● 由于血行转移所致肝转移高发

肝可以摄取并储存营养成分，还具有解毒、清除血液中有害物质的功能。富含营养成分的血液，从胃或肠道等消化道，经由门静脉系统回流至肝。胃癌进展后，癌细胞进入血液中，随血流至肝并且在肝增殖，这就称为肝转移。胃癌出现肝转移时，常表现为多发肝转移，大多数情况下无法手术切除。

● 由于黄疸导致皮肤发黄

即使肿瘤转移至肝，但是从转移到出现症状也需要一定时间，根据肝转移的位置不同，比较早期时会出现黄疸（皮肤变黄）等症状。

由肝产生的胆汁会通过胆道流入十二指肠，胆汁从肝门部（胆汁流经胆管集合部）流出，但是由于胆管受压，使胆汁流入十二指肠受阻，因此会产生黄疸。胆汁无法排入十二指肠而滞留在肝，同时也会进入到血液中，黄色的胆汁会在体内蓄积产生黄疸。

黄疸加重后，皮肤会变成暗黄色并且尿液变成茶色。胆管完全梗阻后，胆汁无法排入十二指肠，大便会变成灰白色的。而且随着转移灶增大，肝增大上移，患者会感到上腹部压迫感、腹痛。由于肝增大，有时可以在腹部触及到肝。

● 引起肺转移

肺可将吸入气体中的氧气通过血液循环输送至全身脏器，肺的入口称为肺门，从肺门至肺内分布着支气管，支气管不断变细，最终变为肺泡。在肺的末端肺泡周围，分布着卷曲的毛细血管网，具有将氧气运输至血液的功能。一旦这些血液中混有癌细胞，则会通过肺毛细血管网流经至全身引起血行播散。

● 咳嗽、咳痰、气短、疼痛等

最初肺转移时可以没有不适。肺体积较大，因此小转移灶一般不会引起呼吸功能下降。但是，随着疾病进展及范围扩大，则会表现为与呼吸相关的各种各样的症状，如果在刺激支气管的部位形成转移灶，可以引起咳嗽及痰量增多，侵及支气管黏膜时可以出现痰中带血。

因为肺没有感觉神经，所以患者一般不会感觉到疼痛。如果癌组织浸润到肺表面的胸膜，就会产生疼痛，而且癌组织沿着淋巴管扩散时会产生癌性淋巴管炎。如果癌组织压迫气管或支气管，引起管腔狭窄及闭塞，患者会因此感到气短及呼吸困难，也会因为呼吸困难导致身体无法进行充分休息。

骨转移

● 脊椎等中轴骨转移

骨骼里面既有供给营养的动脉，也有将代谢产物输送出来的静脉。因此，癌细胞一旦进入血管中，经由血流可以到达骨骼内部，并且通过血行转移形成骨转移病灶。虽然胃癌产生骨转移并不常见，有时肿瘤也可以转移至脊柱、股骨、骨盆等身体中心部位的骨骼。

● 表现为剧烈疼痛

癌组织转移至骨并且不断进展后，患者可以产生剧烈疼痛，有时会是一跳一跳的疼，这是骨转移特有的症状之一。骨转移患者有时会感觉剧烈疼痛，通常认为是被覆在骨骼表面的骨膜或骨髓腔内感知疼痛的神经受累导致的。转移至脊柱，可以压迫脊髓神经，产生麻痹的感觉。骨转移进一步发展后会破坏骨组织，使骨骼脆性增加，即使是轻微的碰撞或运动也很容易引起骨折（病理性骨折）。

● 表现为出血倾向

全身广泛骨转移，会破坏骨髓造血功能，还会出现弥散性血管内凝血（DIC），表现为出血倾向，可以表现为牙龈出血或鼻出血等，通过血液学检查可以确诊DIC。

脑转移

● 首先会出现自觉症状

胃癌出现脑转移较少见，即使是脑转移出现较严重症状，通过治疗也有效。脑转移特征之一是多发病灶，根据脑转移部位不同，会表现为各种各样的中枢神经系统症状。如果出现关系到机体功能的脑转移，会表现为手足麻痹或痉挛，走路不稳，视物不清或言语不清等症状。

转移瘤不断增大，导致颅内压升高，会表现出头痛、头晕、恶心、呕吐等症状（颅内压升高的症状）。严重者可出现意识障碍，有时患者会陷入昏迷状态。

在胃癌定期CT检查中通常不包括脑部影像学检查，因此多数情况是，出现症状才做进一步检查进而诊断。出现脑转移后，如果及时进行放疗，有时可以明显改善症状。如果脑转移比较局限，通过放疗可以获得长期缓解。

自觉症状较多时，要注意是否发生了脑转移

明确复发、转移要进行的检查

胃癌术后定期检查的好处

即使通过手术切除了癌，肉眼看不见的癌细胞仍可能残存在体内，有引起复发的风险。肿瘤分期越晚，复发概率越大。

进行术后定期检查可以较早地发现肿瘤复发、转移。但是，胃癌复发往往会远远超过影像学所见范围，因此，即使是早期发现了复发，大多数也无法治愈。不仅是胃癌，大部分实体瘤不能期望通过术后定期检查来改善预后。在胃癌复发中，如果出现症状前已有肝转移或淋巴结转移等，则很少能通过手术治愈。

虽然无法期望通过手术治愈，但多数情况可以通过化疗延长生命。因为出现肠梗阻、肾积水等症状而确诊复发、转移时，身体状况导致患者往往不能进行充分化疗。鉴于此，在还没有症状时通过术后定期检查发现复发、转移还是有意义的。

对于担心"不知道什么时候会复发"而不安、苦恼的患者而言，如果通过定期检查没有发现异常，最起码到下次检查前可以安心生活，这对于患者的心情是有帮助的。如果患者知晓了即使是在无症状时发现复发但也很难治愈的情况，那也可以考虑趁身体健康时多做一些自己想做的事情。

原则上术后5年内要进行定期复查

胃癌复发绝大部分发生在术后5年内，其中很多人是发生在术后3年内，因此，原则上要在术后5年内进行定期检查。定期检查的计划是根据肿瘤分期和手术方式不同而制订的。

早期胃癌没有淋巴结转移时，复发概率非常低，因此通过术后一年1次定期检查来了解胃癌切除术后身体状况等就可以了。对于Ⅱ期或Ⅲ

期胃癌，每半年进行一次CT、B超检查及肿瘤标志物检查。多数情况下，因为术后还要进行为期1年的术后辅助化疗，所以患者必须来院定期复查。

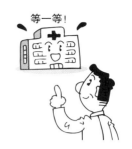

等一等！

定期检查的好处

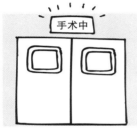

在无症状阶段可以发现肝转移、淋巴结转移等，这种情况通过手术有治愈可能

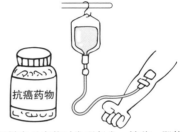

如果在无症状时发现复发、转移，即使是不能治愈，也可以期待通过化疗延长生命

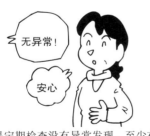

如果定期检查没有异常发现，至少在下一次复查前可以安心生活

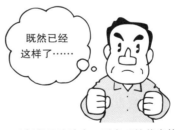

一旦复发无法治愈，要有"趁着身体情况尚好，尽可能做自己喜欢的事情"这种觉悟

术后定期复查时哪些检查是必须要做的

门诊检查时要围绕患者饮食情况、腹部状况等进行问诊和查体。主要复查项目包括血液检查（肿瘤标志物检测）、腹部B超、胃镜、腹部CT等。接受术后辅助化疗时，还要了解是否有化疗相关不良反应。下面介绍定期检查的主要内容和方法。

问诊和查体

● 担心的症状要告知医生

对于前来就诊的每个患者，接诊医生都会直接询问患者近期身体状况、进食量及进餐次数，了解是否出现术后后遗症等。另外，医生一边问诊一边会轻柔地进行腹部触诊，来确认是否有腹部异常膨隆或板状腹；还会进行颈部淋巴结触诊来了解是否有颈部淋巴结转移。患者一般要把从上次就诊到本次就诊期间身体状况和体重变化向医生汇报。如果有让自己担心的症状，不要有顾虑，应及时告知接诊医生。

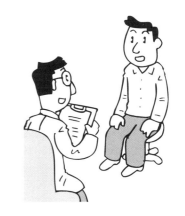

肿瘤标志物检测

● 怀疑复发时，为了确诊所需的医学资料

身体内有肿瘤形成时，在血液中某些特定蛋白质、酶类或激素等水平会增加，这些是肿瘤细胞的代谢产物，因此也成为发现肿瘤的相关标志。这些标志物称为肿瘤标志物。

通过血液检查可以测定血中肿瘤标志物浓度，比正常值高时则判断为结果阳性，以此来推测可能出现了肿瘤复发或转移。但肿瘤标志物升高不仅仅见于体内有癌细胞的存在。部分肿瘤标志物升高的患者可能存在肿瘤以外的其他疾病，也会出现某些特定肿瘤标志物升高的情况。

另外，有的人虽然已经患癌，但是肿瘤标志物并不升高。肿瘤增大并且转移扩散，却没有一定数量的肿瘤标志物进入血液中，其检测值也不会升高。因此，并不能仅靠肿瘤标志物数值的升高来确定是否存在肿瘤复发。可以把肿瘤标志物作为对于手术、化疗疗效的判定指标。同时肿瘤标志物升高也可以作为辅助判断肿瘤复发的一个指标。

● **肿瘤标志物阳性时，通过影像学检查协助确诊**

胃癌没有特异的肿瘤标志物，一般术后可以检测到血液中癌胚抗原（CEA）、癌抗原19-9（CA19-9）的浓度，这些肿瘤标志物都是癌细胞的产物。

不同肿瘤标志物的正常值范围不同。大多数胃癌患者术前肿瘤标志物在正常范围，术后复发时才会异常升高。术前有肿瘤标志物异常升高的患者需要在手术后确认是否已经降为正常。

如果手术后肿瘤标志物持续异常升高，说明癌细胞有可能在体内某处残存。如果术后肿瘤标志物已经恢复至正常，在随访过程中又再次异常升高，应怀疑肿瘤复发。

肿瘤标志物可以辅助判断肿瘤是否出现复发或转移。肿瘤标志物异常，没有器官特异性，就是说无法通过肿瘤标志物说明肿瘤复发的部位。这时要通过详细的影像学检查来进一步明确肿瘤复发的部位和大小。

辅助诊断胃癌复发的肿瘤标志物

种类	正常值（测定方法）
CEA（癌胚抗原）	低于 5 纳克 / 毫升（CLIA 法）
CA19-9（癌抗原 19-9）	低于 37 单位 / 毫升（IRMA 法）
AFP（甲胎蛋白）	低于 10 纳克 / 毫升（IRMA 法）
CA125（癌抗原 125）	低于 35 单位 / 毫升（IRMA 法）
STn（唾液酸 Tn 抗原）	低于 45 单位 / 毫升（RIA 法）
CA72-4（癌抗原 72-4）	低于 4 单位 / 毫升（IRMA 法）

不同的测定方法，正常值不同

胃镜检查

● 观察食管及残胃

胃镜检查可以帮助确认胃癌手术后残胃是否有肿瘤残存，同时也可以观察食管。发生残胃癌有两种情况：一种是第一次手术切口的断端残留了癌组织，癌细胞不断增殖引起复发；另一种是在残胃上重新生长出癌组织。前者很难通过二次手术切除，大多数情况需要进行全身化疗。后者要把残胃癌作为新的疾病治疗。早期胃癌可以考虑内镜下切除，而进展期胃癌可以考虑把残胃全部切除。胃镜检查时需要经口插入内镜，把胃内、胃肠吻合等部位进行拍照观察。如果不做胃组织活检（采集一部分胃黏膜在显微镜下进行观察），则无法确定是否存在癌细胞。

胸部X线检查

● 检查是否存在肺转移

利用X线对物体的穿透性来检查是否存在肺转移。与CT等其他影像学检查相比较，其精确度较差，肺内有任何异常，都可以拍到有比较淡的阴影。因此，在肺结核或者肺癌等疾病的筛查中应用广泛。

● 胸部CT检查逐渐增多

随着CT、MRI等检查的普及，用CT、MRI来协助判断是否存在转移逐渐增加。通过腹部CT检查可以判断是否存在肝转移，通过胸部CT检查来可以判断是否存在肺转移。

腹部超声检查

● 通过超声影像观察内脏

与X线和CT检查等不同，超声检查对人体基本无影响。超声检查不增加身体负担。如果腹腔内有较多气体，会影响超声成像效果。

● 可以有效诊断肝转移

超声检查是对肝、胆囊、胰腺等腹腔脏器诊断的有效方法之一，超声检查主要用于胃癌术后肝转移诊断。通过超声检查也可以掌握肝的状态、肝转移数目，同时还可以协助判断肝肿瘤良恶性。另外，还可以通过超声检查诊断腹水。

CT检查

● 通过计算机断层显像进行观察

CT是指计算机断层显像。将X线从身体的不同方向投射，并将获得的信息通过计算机加以分析，对脏器以及周边组织可以通过毫米级厚度断层显像来进行观察。随着CT技术发展，很多医疗机构引入了螺旋CT进行检查。螺旋CT可以在身体周围进行螺旋式旋转，对内脏、血管可以进行精确度较高的立体成像（三维成像）。随着CT检查造影剂的应用，能清楚地分辨出微细血管的血流。

● 检查是否存在肺转移或肝转移

CT检查可以有效地发现淋巴结、肺、肝的转移；通过CT检查，不仅可以确定肿瘤所在部位，同时还可以明确肿瘤的大小和数目。也可以准确判断出是否存在腹水，有时还可以帮助发现腹膜播散。对于怀疑肿瘤复发部位，可以在CT引导下进行穿刺活检从而确诊。

核磁共振检查

● 比CT成像更加精细

核磁共振检查（MRI检查）是利用强力磁场，对内脏、血管等进行更加精细的成像。MRI检查不需要使用X线，因此不用担心辐射。MRI对病变部位的成像比CT更精细，可以对是否存在肿瘤组织进行判断。可以通过CT成像或核磁成像来明确病变部位。

通常认为核磁共振检查与CT检查也有不同之处，想更详细地了解病变性质时，可以在CT检查的基础上加做核磁共振检查。特别是肿瘤出现肝转移时，可以通过向静脉内注射特殊物质进行核磁共振检查，从而进行转移病灶的鉴别，并且对于在CT上无法区分的血管、病变等也可以通过MRI检查进一步明确。

对于骨骼或骨髓等CT很难成像的脏器，MRI检查可以发挥其优势，同时MRI对于腹膜播散导致卵巢、膀胱的转移也可以进行诊断。但是MRI检查设备并不像CT那么普及，有的医院可能会没有。而且由于MRI检查要利用磁场，所以对于心脏起搏器植入术后的患者，或者由于身体内存在容易对磁场产生反应的物质等情况，不能接受MRI检查。

胃肠X线造影

● 判断是否有大肠癌或腹膜转移

肠造影检查是在肠排空的情况下，从肛门注入钡剂和空气，对直肠和结肠进行X线照相。随着钡剂和空气进入肠道中，可以进行气钡双重造影，能清晰地显示肠管形状。这种检查可以发现肠道变形、狭窄，肠壁痉挛等异常表现。如果出现上述情况，很有可能在大肠表面被覆的腹膜出现转移。另外，该检查也可用于发现大肠癌。

同位素骨扫描检查

● 能够一次进行全身骨检查

骨扫描检查是通过静脉注射含有放射性同位素药物，利用闪烁扫描技术捕获从人体发出的放射线，从而对病变部位成像的一种检查。与X线检查比较，由于这种药物发射出的放射线很弱，可以不用担心辐射。因检查部位不同，可以分为骨扫描、肝扫描、甲状腺扫描等。全身骨扫描检查对于全身骨骼可以一次性成像。

● 对发现及诊断骨转移有帮助

相较骨X线检查，骨扫描很难对骨的形态变化进行描述，临床怀疑癌症骨转移时，可通过骨扫描对病变部位进行诊断。检查时给予的药物可以在骨代谢旺盛的部位聚集。因此，如果有骨转移，转移病灶会摄取检查药物并且在骨扫描成像上表现为黑色。

PET/CT检查

● 肿瘤组织代谢显像

PET是正电子发射扫描成像的简称，即正电子放射断层显像。利用正电子发射的放射性同位素对组织的代谢活动状态（糖代谢、血流等）进行显像。

癌细胞比正常细胞分裂、增值活跃，因此会大量消耗作为细胞营养的葡萄糖。将葡萄糖与放射性同位素结合制成的药物注入患者体内后，药物会更多聚集在有癌细胞的地方。通过对药物分布状态进行成像，就能清楚地知晓癌组织的位置。

● 可以寻找微小的转移灶

把PET技术和CT成像技术有机地结合起来就是PET/CT，既可以观察体内组织形状，又能了解组织代谢情况。另外，还可以帮助发现超声、CT、MRI等难以发现的微小复发转移灶。

● 与诊断肿瘤复发不同，PET/CT也可以用于常规的健康诊断

在这里介绍的检查主要是用于术后复查，了解有无复发。因此，检查结果多数是仅限于与胃癌复发有关的信息。术后5年内如果定期检查没有异常，定期检查就可以结束了，因为这些检查总归都是诊断与胃癌复发相关的。在术后随访观察期间医疗保险通常只覆盖胃癌术后相关的检查。这就意味着对于其他癌或因为不良生活习惯导致的其他疾病等处于没有设防的状态。如果可能的话，除术后定期检查之外，建议每年能进行1次普通健康体检和肿瘤筛查。术后定期检查和肿瘤筛查中有一些项目可能会重复，原则上优先考虑术后定期检查。如果患者对于检查方面有疑问，可以和主管医师沟通。

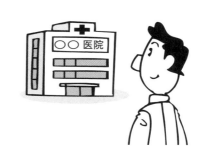

发现复发、转移时该怎么办

一旦发现复发、转移，最好与医生确认

如果通过检查确诊复发、转移，就会面临今后的治疗选择。为了能接受最适合自己的治疗，一定要先沉住气，认真聆听主管医生的治疗建议及方案。这时要事先确认如下内容。

（1）什么部位出现复发、转移，目前发展到什么程度？

（2）进一步治疗方案是什么？如果有多种治疗选择应该全部听听，也要了解医生推荐不同治疗方案的理由。

（3）治疗效果如何？（能多大程度地控制病情发展）

（4）治疗风险是什么？（不良反应、后遗症，以及是否会危及生命等）

（5）如果不治疗会怎样？（如果不治疗病情会怎样发展以及如何去应对，如果不接受治疗会有哪些好处）

主管医生推荐的治疗方案是最好的选择吗？除此之外还有没有其他治疗选择？如果很在意上述这些问题的答案，也可找其他专科医生寻求治疗建议。

即使接受持续治疗仍没有治愈希望时

胃癌一旦出现复发、转移，能够完全治愈的希望渺茫。患者有时会因为不良反应困扰想停止治疗。这时最重要的一点是要清楚患者及其家属到底对治疗有什么样的期望。期望能尽可能延长生命，还是更加重视生活质量，每个人根据自己的价值观所选择的治疗方向也会不同。有勇气的人有可能做出终止癌症相关治疗的决断，把治疗重点转移到缓解身心痛苦上，从而提高生活质量，这本身也是治疗选择之一。

专栏　更好地寻求第二诊疗建议的方法

● 需要主管医生提供病情摘要

不能接受主管医生推荐的治疗方案，或者自己不能判断主管医生推荐的治疗方案是否为最佳选择而感到迷茫时，听听其他专科医生的意见（即第二诊疗建议），会有所帮助。在寻求第二诊疗建议时，原则上是先向主管医生提出申请。首先，根据患者申请，主管医生会书写病例摘要，把从诊断到目前为止的所有检查结果和治疗经过等提前准备好。然后，患者可以携带上述资料去其他医院寻求不同医生的治疗建议。

● 和医生沟通时要直接表达自己内心的真实想法

寻求第二诊疗建议时，最重要的是要先和主管医生充分沟通，直接表述自己内心最真实的想法和心情。有的患者并没有认真听取主管医生的意见，就直接去拜访其他医生。这样做不仅损害了和主管医生之间的信任，其他医生也很难给出合理建议。因此，寻求第二诊疗建议时特别需要谨慎行事。

● 把想问的问题提前整理好，可以临时准备个笔记本

在充分理解主管医生讲解的基础上，还是决定寻求第二诊疗建议，患者有必要事先寻找想要就诊的医疗机构或医生。和医生交谈的时间非常有限，所以事先将想问的问题整理好，把要点记录在笔记本上会比较好。

复发、转移后的治疗

通过手术切除有治愈可能时，一定要手术

胃癌治疗中最有效的治疗方式是手术。即使胃癌术后出现了复发、转移，如果有可能再次完整切除病灶，应积极讨论是否行二次手术，以期能够达到治愈。例如，发现胃局部复发、淋巴结转移和肝转移时，如果复发、转移病灶较小，并且没有其他脏器和组织转移，为了治愈癌症，手术也是可行的。

根据以下所列内容可以判断手术的可行性。

（1）复发、转移仅局限于一个脏器。

（2）能够完整地切除肿瘤病灶。

（3）切除病灶对日常生活也无大碍，术后可以保留脏器功能。

（4）全身状况良好，可以耐受手术。

胃癌术后复发的患者能满足上述条件的非常少。实际上肿瘤会转移到不同器官和组织。在同一器官也可以出现多发转移，正因如此，除了小部分患者病灶可切除外，大部分患者很难通过手术完全根治。

另外，还要考虑不同患者进行手术时所导致的体力消耗以及全身状况恶化。正是基于以上理由，胃癌复发、转移很难进行根治性切除，一般进行全身化疗。

为了改善症状可以进行姑息手术

胃癌如果出现复发、转移，会引起各种不同的症状，增加患者痛苦。这时即使是没有治愈希望，也可以通过手术缓解患者痛苦及稳定全身状况，以此为目的的手术称为姑息手术。例如，因腹膜种植转移引起的肠梗阻，会导致严重的恶心、呕吐，在无法进食时，可以通过手术在小肠和大肠之间建立旁路，或进行人工肛门造瘘术等缓解梗阻，这些都

属于姑息手术。

除上述手术外，在不能经口进食时，为改善营养状态可在腹部开一个小孔，留置胃管或肠管，通过这些管道向胃肠内注入营养制剂（胃造瘘，肠造瘘，参见第72页），从而补充营养。

姑息手术是根据不同症状采取与之相对应的不同治疗方式。有时由于患者本身原因不能进行姑息手术，特别是体力状况差的患者，手术本身就很困难，也很难通过手术达到一定的治疗效果。选择手术时必须要充分考虑合并症以及手术风险等，因此要慎重做出判断。

以化疗为主，也可以同时联合放疗等

难以进行手术时，应进行以抗癌药物为主的全身化疗（化学治疗）（参见第132页）。有时作为缓解疼痛等症状的对症治疗方式，也可进行放疗（放射治疗）或缓和医疗。

化疗　抗癌药物会带来相应不良反应，因此治疗前提是尽可能保护肝、肾等重要脏器功能。对胃癌治疗有效的化疗药物有很多种，依据全身状态可选择单药治疗或联合治疗。近年来，虽然化疗药物有显著进步，但对于胃癌复发还是无法达到治愈，所以治疗目标应放在尽可能延长生命上。不管怎样，为了治愈把所有的抗癌药物都用上，也并不是一种明智之选。

放疗　胃癌出现复发、转移且不能进行再次手术时，为了治疗出血或控制疼痛等也可以进行放疗。胃癌复发的以下3种情况可作为放疗的主要对象：①局部（腹部）复发引起的出血、疼痛、梗阻；②脑转移引起的头痛、恶心和麻痹；③骨转移引起的疼痛。

缓和医疗　在无法治愈时，缓和医疗可以通过减轻患者身心痛苦，尽可能保留患者尊严，让患者每天安心生活。具体来说，提供医疗帮助来缓解最初因癌性疼痛引起的不适症状，同时提供精神层面支持，由专门医护人员组成的医疗照护团队来进行（参见第140页）。

不同部位出现复发、转移，可以选择相同的化疗方案

根据肿瘤原发部位不同会使用不同的抗癌药物治疗。但是，如果原发肿瘤在其他器官或组织出现复发、转移，还要使用和原发部位肿瘤治疗相同的治疗方案。

制订个体化治疗方案

现在针对进展期、复发胃癌的化疗，主要是采用以替吉奥（替加氟·吉美嘧啶·奥替拉西钾）和顺铂联合的治疗方案。对于高龄患者或肾功能不全者，无法使用顺铂治疗时，可采用替吉奥单药治疗。以上方案无效时，也可使用伊立替康或紫杉醇等紫杉类药物治疗。

分子靶向药物曲妥珠单抗备受关注。该药在乳腺癌治疗上已经取得了很好疗效，2011年获批用于胃癌治疗。在癌细胞表面存在HER2受体的胃癌患者中（约有20%阳性），针对这种类型胃癌，国际临床试验已经证明在化疗

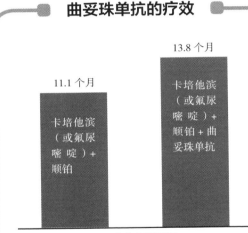

曲妥珠单抗的疗效

13.8 个月

卡培他滨
（或氟尿
嘧啶）+
顺铂+曲
妥珠单抗

11.1 个月

卡培他滨
（或氟尿
嘧啶）+
顺铂

中位生存时间

在 HER2 受体阳性表达的进展期、复发胃癌患者中，卡培他滨联合顺铂的两药联合治疗组，与在两药联合治疗基础上加用曲妥珠单抗三药联合治疗组相比较，结果化疗联合曲妥珠单抗治疗可以延长患者生存时间，因此证明了曲妥珠单抗的有效性

治疗胃癌主要使用的抗癌药物

分类	药物名称	服用方式	主要的不良反应
氟化剂	替吉奥（替加氟·吉美嘧啶·奥替拉西钾）	口服	骨髓抑制，腹泻，恶心、呕吐
	氟尿嘧啶（5–Fu）	口服或注射	骨髓抑制，腹泻，恶心、呕吐
	卡培他滨	口服	骨髓抑制，腹泻，恶心、呕吐，手足麻木、发红
	替加氟·氟尿嘧啶	口服	骨髓抑制，腹泻，恶心、呕吐
	替加氟	口服	骨髓抑制，腹泻，恶心、呕吐，倦怠感
	多西氟尿苷	口服	骨髓抑制，腹泻，恶心、呕吐
铂类药物	顺铂	注射	肾损害，恶心、呕吐，骨髓抑制，听觉异常，末梢神经毒性
紫杉类药物	紫杉醇	注射	骨髓抑制，末梢神经毒性，脱发
	多烯紫杉醇	注射	骨髓抑制，水肿，末梢神经毒性
拓扑异构酶抑制剂	伊立替康	注射	腹泻，恶心、呕吐，骨髓抑制，脱发
分子靶向药物	曲妥珠单抗	注射	恶心、呕吐，骨髓抑制，手足麻木、发红，心功能下降

基础上联合曲妥珠单抗治疗有效。该药已经用于进展期、复发胃癌的治疗，胃癌治疗开始进入个体化治疗时代。

根据HER2检查结果决定治疗方案

对于进展期、复发胃癌患者在开始治疗前，需检查并确认HER2受体表达是否阳性。对于HER2受体表达阳性者，治疗方案可选择曲妥珠单抗联合顺铂及氟尿嘧啶类药物（卡培他滨等）。对于HER2受体表达阴性者，替吉奥联合顺铂方案化疗可作为首选。

HER2 阳性

曲妥珠单抗＋顺铂＋卡培他滨三种药物联合治疗时，口服卡培他滨 2 周后，停药 1 周，每 3 周为 1 个疗程，需要进行 6 个疗程治疗

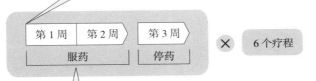

第 1 天输注曲妥珠单抗和顺铂（曲妥珠单抗输注 60~90 分钟，顺铂输注 120 分钟）

第 1 周	第 2 周	第 3 周
服药		停药

× 　6 个疗程

口服卡培他滨，每天 2 次，连续服用 14 天（早餐和晚餐后 30 分钟内服用），第 3 周停药，每 3 周为 1 个疗程

※ 输注化疗药物时，为了预防化疗导致的不良反应有时需要住院治疗

●使用曲妥珠单抗可能会引起心脏功能下降
如果出现以下症状，应该立刻与主管医生联系并遵医嘱治疗

做既往同样的动作时感到气喘	平卧位时呼吸困难	脉搏增快

复发、转移胃癌的推荐治疗方案

　　HER2阳性：首先在第1天静脉滴注曲妥珠单抗和顺铂，同时口服卡培他滨一日2次，连续服用14天，从第15天开始休息1周，像这样每3周重复一次，共治疗6个疗程。完成6个疗程治疗后，根据病情，可每3周输注1次曲妥珠单抗，或者曲妥珠单抗与卡培他滨联用。

　　HER2阴性：替吉奥＋顺铂两种药联合治疗时，替吉奥一天2次连续服用3周后休息2周，每5周为一个疗程，从治疗开始第8天给予顺铂输注，治疗同时需要监测不良反应和确认治疗疗效。为了预防顺铂的不良反应，在输注顺铂开始后第3~5天有必要住院治疗。

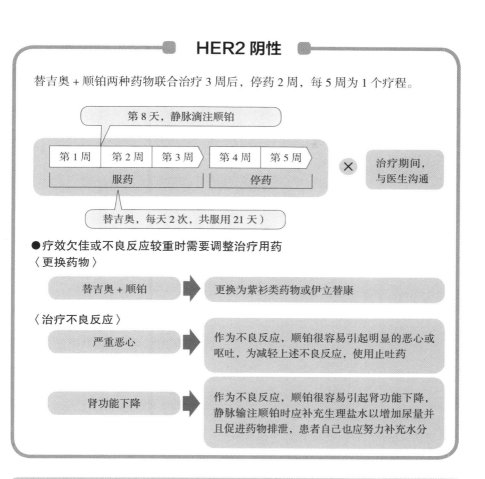

HER2 阴性

替吉奥 + 顺铂两种药物联合治疗 3 周后，停药 2 周，每 5 周为 1 个疗程。

第 8 天，静脉滴注顺铂

| 第 1 周 | 第 2 周 | 第 3 周 > | 第 4 周 | 第 5 周 > |

服药　　　　　　　　停药　　　　　　　✕　治疗期间，与医生沟通

替吉奥，每天 2 次，共服用 21 天）

● 疗效欠佳或不良反应较重时需要调整治疗用药

〈更换药物〉

替吉奥 + 顺铂　➡　更换为紫杉类药物或伊立替康

〈治疗不良反应〉

严重恶心　➡　作为不良反应，顺铂很容易引起明显的恶心或呕吐，为减轻上述不良反应，使用止吐药

肾功能下降　➡　作为不良反应，顺铂很容易引起肾功能下降，静脉输注顺铂时应补充生理盐水以增加尿量并且促进药物排泄，患者自己也应努力补充水分

根据治疗疗效和不良反应调整治疗用药

当曲妥珠单抗、替吉奥、顺铂作为一线治疗疗效不理想，或者因不良反应太大而不能继续使用时，可以考虑选择紫杉类药物（紫杉醇等）或伊立替康。另外，因肿瘤引起消化道梗阻，口服替吉奥或者卡培他滨困难时，也可以考虑使用氟尿嘧啶、顺铂、伊立替康、紫杉类药物静脉滴注替代。

局部复发、淋巴结转移的治疗

● 以全身化疗为主

对于局部复发或淋巴结转移不能通过手术治疗的患者，应以全身化疗为主。通过抗癌药物来控制肿瘤，经过治疗能使肿瘤缩小，就有可能延长生存时间。有时会由于症状恶化、治疗不良反应等导致患者体力下降、身体状况恶化，从而很难继续抗癌药物治疗。这种情况下就要把治疗重点转移到以缓解患者痛苦为目标的缓和医疗上，同时有必要进一步探讨后续治疗。

腹膜播散的治疗

● 通过手术切除有困难

腹膜播散是指癌细胞像种子一样在腹腔中播散转移的状态。每个复发转移灶非常小，即使进行CT检查等也很难发现。胃癌腹膜播散最为多见，约占所有腹膜播散的60%。一旦癌细胞在腹膜中播散，想通过手术切除干净几乎是不可能的，因此胃癌复发也是最难治愈的。

● 通过对症治疗改善症状

腹膜播散不仅可以引起大量腹水、腹胀等让患者感觉非常痛苦，还可以引起腹痛、恶心、呕吐等症状从而降低生活质量（QOL）。目前对于腹腔播散治疗的重点是改善症状，以全身化疗为主，辅以对症、支持治疗。

当腹水增多患者感到痛苦时，除了使用利尿剂促进排尿外，还可以进行腹腔穿刺引流腹水等对症治疗。引流腹水后腹压可以在一定时间内下降，但不久腹水会再次增多。腹水中存在很多癌细胞，也含有蛋白质等多种营养物质，反复穿刺引流腹水后会引起营养状况恶化，有时可以将引流出的腹水进行过滤后再回输到体内。腹膜播散时可能会出现肠梗阻，当腹痛、恶心、呕吐等症状加重时，可通过姑息手术（参见第130页）来改善症状。

肝转移的治疗

● 如果能切除，肝转移就有治愈的可能

发现肝转移时，首先要进一步确认肝转移的部位、转移灶大小和数目。同时需明确是否同时存在肝外转移，在手术前要讨论手术后剩余肝脏是否能维持日常生活，患者能否耐受手术等。

如果经过判断可以手术，要通过手术切除肿瘤复发转移灶。如果能完整切除肿瘤，患者就有治愈可能。在临床实践中胃癌肝转移远远超过大肠癌肝转移，且多伴有腹腔内转移，因此几乎没有再手术的可能。

● 如果无法手术可以进行化疗

即使转移仅限于肝，但如果是肝多发转移，通过手术也很难做到完全切除，这种情况只能选择化疗。

肝动脉灌注化疗的结构

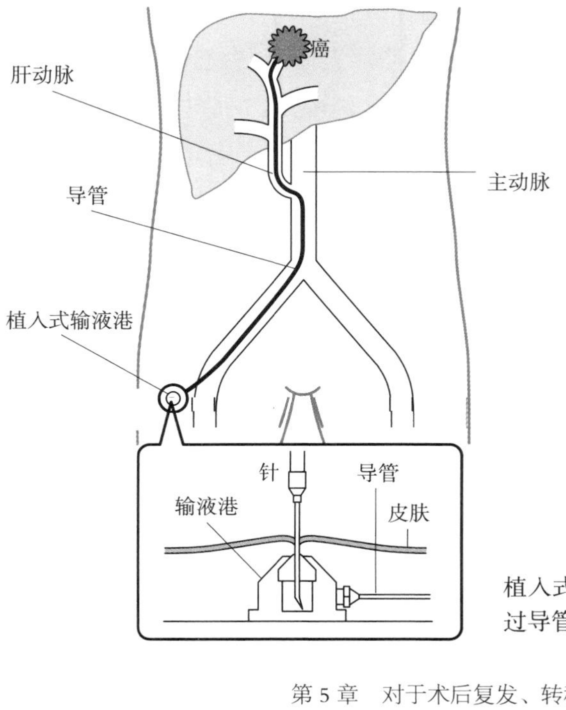

肝动脉

导管

植入式输液港

癌

主动脉

针　　导管

输液港　　　皮肤

植入式输液港仅用于注射使用，可通过导管直接向肝灌注抗癌药物

针对肝转移的化疗除了静脉滴注和口服药物外，还可以用肝动脉灌注化疗（通过肝动脉直接注入化疗药物）。肝动脉灌注化疗是在肝动脉内放置一个很细的导管，通过导管向肝内直接注入抗癌药物。可以在距离肿瘤较近的血管内注入抗癌药物，即使是少量药物也能发挥出较大作用，同时恶心等不良反应也会明显减轻，这些都是肝动脉灌注化疗的优势。

肺转移的治疗

● 以化疗为主

肺出现复发、转移时，和其他部位复发、转移一样治疗上以化疗为主，一旦出现肺转移，大部分癌细胞已经全身播散了。

骨转移的治疗

● 以改善疼痛等症状为目标

胃癌出现骨转移的概率较低，一旦出现骨转移多伴有其他脏器转移，这种情况下无法通过手术完全切除。这时治疗目的主要是预防骨折、减轻骨痛等因骨转移导致的症状。治疗上使用抗癌药物抑制癌细胞增殖，以及通过使用骨调节药物（双膦酸盐类药物）促进骨再生。为了缓解骨关节疼痛等症状，可以进行放疗，80%以上患者可以通过放疗改善局部症状。

脑转移的治疗

● 精准放疗使治愈成为可能

如果为孤立性脑转移，患者身体状况可耐受开颅手术可以通过手术切除。但这种情况极少见。放疗为脑转移的主要治疗方法。因为抗癌药物很难进入脑内，所以对于脑转移化疗效果不理想。放疗包括针对全脑进行照射的全脑放疗和只针对肿瘤病灶进行照射的精准放疗（立体定向放疗）。全脑放疗主要以改善脑转移所致麻痹等症状为目的；而立体定向放疗是像手术一样完全破坏癌细胞以追求治愈为目的。

● 为了评价新药或新的治疗方法

癌症治疗通常以经过科学验证其有效性的"标准治疗"为根本。为了不断提高治疗效果，有必要开展相关研究去探索尚未获批的新药或新的治疗方法。

一些肿瘤专科正在进行临床试验，其主要目的是证实这些正在开发中的药物或新治疗方法的有效性和安全性。临床试验大体可分为两种：一种是制药公司或医生为了获得国家认可而收集有关新药的临床数据；另一种是研究者（医生）发起的临床试验，其目的是探索已获得国家批准的药物或治疗方法，通过不同组合方式是否能取得更好的治疗效果。在临床试验中，为了不给受试者造成不当的严重伤害，同时还可以获得科学、可信的结果，试验要按照国家、世界卫生组织（WHO）制定的指南进行。

● 准备参加临床试验前必须充分讨论获益与风险

在临床试验中可以较早尝试新药或新的治疗方法，参加临床研究还有部分药费或治疗费用减免等优势。但是，不能否认有可能出现预期以外不良反应的风险。关于临床试验的目的、内容、期待疗效及预期不良反应，出现有害健康事件时的补偿等，在临床试验前要听取医生充分说明。另外，参加临床试验必须经过受试者本人同意，并承诺如果不参加临床研究也不会影响受试者后续治疗。

是否参加临床研究，要充分了解其获益和风险，在和家人商量的基础上，理解接受以后再做决定是非常重要的。另外，临床试验有严格制定的标准，一定要弄清楚以后再决定是否加入。希望参加临床试验时首先向自己的主管医生提出申请，如果就诊医院无法参加临床研究，也可以通过主管医生介绍到正在进行临床试验的医院就诊。

缓和医疗缓解癌症患者的痛苦

⬤ 保证生活质量的休养

患者会担心肿瘤出现复发、转移，治疗过程中药物的不良反应、合并症等会给患者带来身体上的伤害，以及各种各样精神上的痛苦。同时治疗使患者不能正常工作，从而导致面临经济问题等社会方面的压力。另外，伴随因疾病进展带来的心理不安等精神层面的痛苦，以及面对死亡产生的恐惧和绝望等痛苦，各种苦痛交织在一起构成患者的全部痛苦。

身心痛苦一旦加重就会影响睡眠和进食，导致体力下降，从而影响治疗。缓和医疗是以减轻痛苦，保证生活质量，保持全身状态稳定，以休养为主的对症治疗。不建议患者默默忍受疼痛，应把这种情况及时向医护人员汇报并加以解决，这一点很重要。

⬤ 在抗癌治疗过程中组建专家团队协助患者

减轻患者各种痛苦症状，仅靠主管医生和护士是不够的。在治疗过程中，需要缓和医疗专科医生和认证护士、康复治疗师、医疗社工、心理医生、精神科医生等专家组成团队来承担照护治疗。有时宗教人士、志愿者等也可以参加，共同支援患者。不只是到了终末期才能进行缓和医疗，无论疾病处于什么时期，患者都希望得到支持和帮助。

⬤ 同时给予患者家庭成员支持

获知肿瘤复发、转移后感到痛苦的不仅仅是患者本人。陪伴患者的家庭成员也同样会感受到并承担这种不安或痛苦，也会因此产生各种各

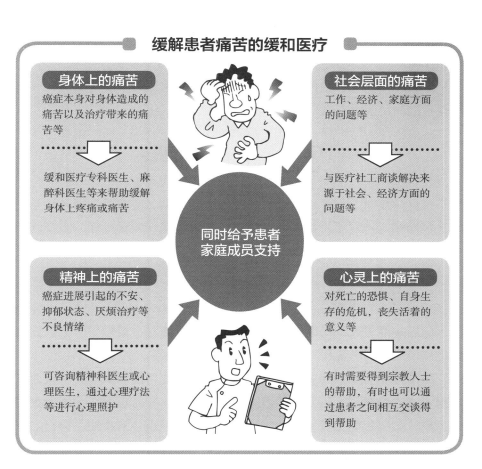

缓解患者痛苦的缓和医疗

身体上的痛苦

癌症本身对身体造成的痛苦以及治疗带来的痛苦等

⬇

缓和医疗专科医生、麻醉科医生等来帮助缓解身体上疼痛或痛苦

社会层面的痛苦

工作、经济、家庭方面的问题等

⬇

与医疗社工商谈解决来源于社会、经济方面的问题等

同时给予患者家庭成员支持

精神上的痛苦

癌症进展引起的不安、抑郁状态、厌烦治疗等不良情绪

⬇

可咨询精神科医生或心理医生，通过心理疗法等进行心理照护

心灵上的痛苦

对死亡的恐惧、自身生存的危机，丧失活着的意义等

⬇

有时需要得到宗教人士的帮助，有时也可以通过患者之间相互交谈得到帮助

样思想负担或压力。家庭成员不仅会产生这种不安或苦恼，还会进一步思考，如应该怎么做才能更好的治病等，当家庭成员产生这种烦恼时，也要同时对家庭成员进行照护。

不仅是患者本人，缓和医疗也包括面向家庭成员的支持。由于医疗上的问题或者经济问题等带来烦恼或者困惑时，可尝试与缓和医疗组的医生、心理医生、医疗社工（参见第144页）等进行沟通交流。

癌症疼痛的三阶梯治疗，不同阶段止痛药物的选择

缓和医疗的核心是控制疼痛，治疗疼痛应由熟悉麻醉药的医生或缓和医疗的专科医生来进行。

疼痛治疗遵循世界卫生组织（WHO）提倡的疼痛三阶梯治疗方法。这种治疗方法与癌症进展程度无关，首先根据疼痛强度分为轻、中、重度3级，根据疼痛分级不同使用与之相对应的镇痛药物。

重度疼痛时，可使用吗啡等强效阿片类药物。遵照医生指导恰当使用止痛药物，不仅不用担心药物中毒，还可以快速缓解疼痛。必要时也可采用放疗、神经阻滞等方法来缓解疼痛。

抗癌治疗无法带来希望时

随着癌症进展即使继续治疗也无法控制肿瘤时，要做出停止抗癌治疗的决定，这对患者及其家属来说确实是很难抉择。

做出停止抗癌治疗决定时，首先要正确了解目前的病情，不仅要考虑患者本人的意愿，应尽可能尊重患者的心愿，同时也要考虑患者家属的意愿，如果都能接受才能做出这个决定，这一点非常重要。自己如何过好余生，可与主管医生沟通。首先结束针对癌症的治疗，要把治疗重心转移到缓解和减轻因癌症引起的相关症状上。这时有必要转至姑息病房、临终关怀病房或其他医院，也可选择出院在家进行姑息治疗。

临终关怀病房和居家姑息治疗

在临终关怀病房和姑息照护病房中，有专门用于谈话的房间，以及可以和家人一起生活的设备等。即使是住院，生活也比较自由，在保证生活质量的同时，可以按照自己的意愿生活。另外，因为有医护人员在身边，患者和家属可以很安心。在临终关怀阶段可以进行止痛等姑息治疗，同时进行对症、支持治疗维持患者一般状况，从而延长生命。

WHO 癌痛治疗方法

●癌痛治疗五大原则
　①口服给药
　②阶梯给药
　③按时服药
　④个体化给药
　⑤尽量把不良反应控制到最小

●三阶梯止痛治疗

根据疼痛轻、中、重度不同，分别使用不同种类的止痛药物治疗。根据疼痛程度，从哪个阶段开始止痛治疗都是可以的

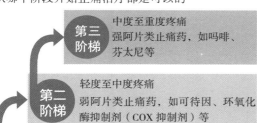

第三阶梯	中度至重度疼痛 强阿片类止痛药，如吗啡、芬太尼等	可根据疼痛程度与 NSAID 或者止痛辅助药物搭配使用
第二阶梯	轻度至中度疼痛 弱阿片类止痛药，如可待因、环氧化酶抑制剂（COX 抑制剂）等	可根据疼痛程度与 NSAID 或止痛辅助药物配合使用
第一阶梯	轻度疼痛 非阿片类止痛药，如阿司匹林等非甾体抗炎药（NSAID）、扑热息痛等	根据疼痛的强度可以联合止痛辅助用药（抗惊厥药、抗组胺药、抗抑郁药、激素类药等），有时可以搭配使用

※ 除此以外，必要时可采用放疗、神经阻滞等方法来治疗癌症疼痛

　　在居家姑息治疗中，不仅可以接受经常巡诊的医生和护士的医疗照护，还可以在家疗养。住在熟悉的家中会比较放松，并且能和家人一起生活，即使是居家也能接受到和住院一样的缓解疼痛的姑息治疗。

　　希望获得临终关怀时，首先与主管医生沟通，商量是转到具有姑息治疗设备的医院还是在家进行姑息治疗。如果可能的话，可以寻找一些姑息治疗的设备以及可以进行居家医疗的专科医生。最近日本地方医疗协作机制不断发展完善，从入院治疗向居家医疗过渡的比较顺畅。

　　如果想了解能进行姑息治疗的临终关怀病房以及可以进行居家医疗的专科医生，最好与癌症诊疗协作医院的交谈支援中心（参见第106页）或者医疗合作室等部门沟通。

● 因医疗费用、护理等问题困扰时

医疗社工（medical social worker，MSW）又称医疗护工，可以为因病治疗或疗养中的患者及其家属提供咨询各种各样问题的专职人员。例如，针对医疗费用、护理等负担过重时，可以免费咨询，给患者及其家属介绍减轻上述负担的相关保障制度及具体的使用方法等。

在和医生之间还没建立信任和依赖时，或者不知如何告知患者时，或者因为出院后的休养或因不能及时回归社会产生烦恼时，医疗社工都可以倾听患者及其家属诉说。

关于疾病的治疗、疗养相关的问题，无论是患者本人还是家庭成员以及患者身边的人都可以进行咨询。咨询的益处就是可以分担烦恼，让内心变得更强大。

● 希望面对面咨询时需要预约

目前日本的综合医院或癌症诊疗协作医院，设有医疗交谈室、交谈支援中心（参见第106页）等机构，医疗社工常驻的地方有很多。但是，每个医院配备的社工人数并不是太多。即使是患者较多的医院，一般也就2~3人，最多6人。

也有通过电话或者邮件进行交谈的医疗机构，如果特别希望通过充分的沟通后获得适合的建议，事先预约交谈日期，提前整理想要沟通的事情后再进行交谈会比较好。

如果接诊医院没有常驻的医疗社工，可以到周围的保健所或福利事务所进行相关咨询，请他们帮助介绍和推荐。

第 **6** 章

胃癌术后相关问题的问与答

Q

胃切除术后是否需要控制油炸类食物的摄入？

A　　理论上讲，即使胃全部切除了，但肠道还在，多数情况摄入油炸类食物等是没有问题的。油炸食品富含脂肪成分，脂肪分解与胰腺分泌至十二指肠的胰液密切相关。因为手术方式不同，术后胰液分泌会减少，从而导致消化吸收功能下降。在这种情

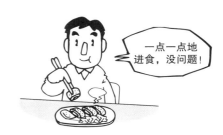

一点一点地进食，没问题！

最好一点一点地增加进食量，不要一次进食过多

况下，如果摄入大量富含脂肪的食物，一旦快速进入到肠道，会引起消化不良和腹泻。因此，术后要一点一点地增加进食量，并根据胃肠道状态尝试寻找合适的进餐时间。最好根据身体状况逐渐增加进食量，要限制油炸等食物的摄入量，即使逐渐习惯并适应了术后饮食也要防止进食过量。

Q

胃癌术后频繁排气并因此感到困扰时，应该怎么做？

A　　胃癌术后时常会有排气，大部分对生活没什么影响。如果外出时频繁排气会令人感到苦恼。手术切除幽门（胃出口）后，因为胃和肠无法分隔开，经口吞入的空气很容易进入肠道，原本在胃中留滞的空气可以通过打嗝排出，但因为幽门切除了，所以空气也会进入到肠道，这也是术后排气增加的原因之一。

同时手术后肠道内菌群平衡发生了变化，消化食物时会引起异常发酵，也容易产气。为了更好地应对上述情况，建议进餐时尽量避免吞进过

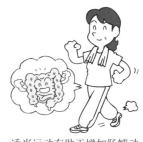

适当运动有助于增加肠蠕动

多空气。要特别注意，快速进食时空气更容易进入肠道。

　　另外，适当运动有助于增加肠蠕动从而减少异常发酵，每天可以尝试做一些轻运动，如步行等。

Q

吸烟、饮酒是导致胃癌复发的高危因素吗？

A　　吸烟是否会增加胃癌复发率目前还未得到证实。不仅是胃癌，吸烟者肿瘤发生率与不吸烟者比较明显增高。香烟中含有一种叫苯并芘的物质，经证实是一种与煤焦油相似的致癌物。胃癌术后如果继续吸烟，除了可能引起残胃癌外，患新发癌的可能性也会明显增加。吸烟有害健康，不仅会致癌，也可以增加脑卒中、心肌梗死、糖尿病等由于不良生活习惯所导致疾病的发病风险。为了身体健康可利用患胃癌这个契机戒烟。

　　酒精是否能直接增加患胃癌的风险目前尚不清楚。但过量饮酒会损伤胃黏膜，不可否认的是会因此为肿瘤生长创造条件。要特别注意，胃切除术后很容易醉酒，因此适当饮酒达到愉悦自己就可以了。

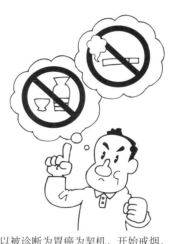

以被诊断为胃癌为契机，开始戒烟，控制饮酒

补品对于预防胃癌复发有效吗？

A 补品一般就是辅助增加营养的食品、保健品等，也可以称为补药。除了补充平时饮食中摄入不足的维生素、微量元素、氨基酸等辅助食品以外，植物类等对身体有益的食品可以适当摄取。

进食补品对于预防胃癌复发没有科学依据。补品成分各不相同，有的补品对于维持健康有一定作用，但对于是否能预防癌症复发还没有经过医学证明。即使宣传有防癌功效的补品，如果其疗效和安全性没有明确描述，也要谨慎服用。一定要注意补品中所含成分是否与所用药物相互冲突。想吃补品时，最好咨询一下主管医生。

Q

胃癌术后多久可以出去旅行？

A 胃癌术后腹部伤口愈合良好，体力也恢复了，就可以计划出去旅行了。出院后多久才能出去旅行每个人都不同。对于需要化疗、需要多次住院的患者，控制一下出去旅行的时间会比较好。即使是短期旅行，外出时也要和医生相谈，并提前确认旅行时的注意事项。如果在旅行地身体出现不适，作为相应对策有必要在出行前做好细心的准备工作。出行前一定要准备好需要用的药物且不要忘记携带。如果去国外旅行的话，事先向主管医生索要一份英文诊断证明，旅行时带上会比较安心。

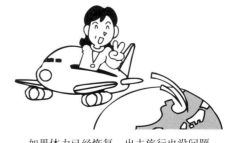

如果体力已经恢复，出去旅行也没问题

Q

不同类型的胃癌发生转移的部位也不同吗？

A　　胃癌的类型大致分为两种，因类型不同易发生转移的脏器也不同。一种类型是癌细胞聚集成群增殖，形成肿物且逐渐增大，这种称为"分化型"。这种类型癌细胞易进入血管内引起血行转移，且容易出现肝转移。另一种类型是癌细胞分布比较分散，很难了解肿瘤范围，这种称为"未分化型"。这种类型癌细胞易通过淋巴道转移至周围淋巴结，易引起腹腔内广泛的腹膜播散，也是引起癌性腹膜炎（参见第116页）的原因。

Q

有时会先发现胃癌转移灶吗？

A　　先发现胃癌转移灶，然后通过查体和检查结果进一步确诊胃癌，这种情况也不少见。例如，在体检时通过腹部超声检查可以发现可疑肝转移灶。这时要怀疑是否有可能存在与转移灶相关的原发灶，并需要进一步详细的检查。又如，出现肝转移时要同时怀疑是否有胃癌、肠癌、胰腺癌或肺癌等，推荐进行内镜检查和CT检查。除此以外，还需要进行血液肿瘤标志物检测。大部分情况下，通过这些检查进行综合判断即能够进行原发癌的诊断。如果通过上述检查不能明确原发病灶，那么可以对转移灶进行组织病理活检，通过显微镜观察进一步明确诊断。只是先发现了转移癌，然后才诊断原发癌的情况，意味着癌症已经进入进展期了。

Q

胃癌手术对怀孕及分娩会有影响吗？

A 　　胃癌患者接受开腹术后，如果腹部伤
口愈合良好，体力恢复后有可能怀孕并分
娩。因为伤口情况存在个体差异，所以准备怀孕
时最好先和主管医生沟通。但胃癌术后接受抗癌
药物治疗期间（术后辅助化疗时），最好避免怀
孕生产。这是因为抗癌药物有可能出现致畸的不
良反应。致畸是指在妊娠期间使用药物影响胎儿

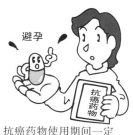

抗癌药物使用期间一定
要避孕

器官的生长发育从而导致畸形。因此，为了胎儿安全，使用化疗药物时
必须要避孕。另外，根据肿瘤分期不同，肿瘤复发可能也存在差异。因
此，有必要在生产前充分考虑，一旦复发后如何抚育婴儿，这点最好在
怀孕前和主管医生沟通好。

Q

担心家庭成员也会患有同样的癌，那么胃癌会遗传吗？

A 　　如果家族成员中有患某种疾病的人就
是有家族史。经研究证实，有胃癌家族
史的人，患胃癌风险明显增加，但家族史并不等
同于遗传，我们可以注意到同一家族成员从饮食
习惯到生活习惯有很多共同点，这种生活习惯往
往与患胃癌的风险是相关的。因此，有胃癌家族
史时，要尽可能注意与胃癌发生相关的生活习惯
（如吸烟、饮酒和进食过多含盐高的食物等生活

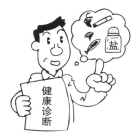

注意生活习惯，争取早期
发现胃癌

习惯）。同时要积极地接受胃的相关检查，最主要的是争取早期发现。

Q 放疗会引起第二种癌吗？

A 　　放疗可改善胃癌脑转移引起的中枢神经系统症状，缓解骨转移引起的疼痛等。但是，通常认为放疗也有致癌性。经过放疗后在照射部位可出现新发癌，放疗时放射线的照射也会对正常细胞产生伤害，经过十年以后可能会引起遗传物质的改变，诱发与原本患有的胃癌及其转移所不同类型的癌。但放疗引起的新发癌的发生率极低，仅为1/1000，是否接受放疗最好和主管医生充分沟通，权衡治疗利弊后再决定。

Q 胃癌术后是否要接受术后辅助治疗？

A 　　请认真听取医生讲解有关抗癌药物治疗的目的、理由，治疗带来的获益，以及治疗不良反应等弊端，事先了解清楚是非常重要的。在充分了解的基础上接受治疗会比较好。如果不能接受治疗，最好试着和医生沟通是否还有其他的治疗选择。胃癌手术后推荐的抗癌药物治疗（术后辅助化疗），主要是针对术后复发风险高的患者。胃癌术后根据分期不同推荐进行术后辅助化疗。要知道即使是扩大原发病灶切除范围，肉眼不可见的癌细胞也可能通过血液、淋巴液被输送至全身各处。因此，通过术后辅助化疗可以消除有可能隐藏的癌细胞。要在了解术后辅助化疗的目的和必要性后考虑是否进行治疗。

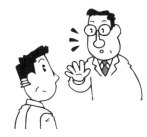

充分理解和领会术后辅助化疗的利弊后，再接受治疗

Q

患有肾病等基础疾病时能接受抗癌治疗吗？

A 接受术后辅助化疗（抗癌治疗）的先决条件是身体状况良好。患有肾病、肝病、高血压等疾病时，有的患者不能接受化疗。化疗药物有抗癌作用，也有不可避免的不良反应。如果肝、肾功能不全，会增加化疗药物的不良反应。如果患者基础疾病控制不佳，全身状态及营养状况不良，加上使用化疗药物会使疾病进一步恶化。这种情况下可以将化疗药物适当减量或调整用药时间等，同时对于所接受的化疗方案最好和主管医生充分沟通，这点也很重要。

Q

曲妥珠单抗为什么会备受关注？

A 曲妥珠单抗属于分子靶向药物。单药或与化疗联用可治疗转移性乳腺癌。近年来，曲妥珠单抗作为胃癌治疗药物的疗效也已经被证实并因此备受关注。

分子靶向药物是指在分子水平上针对癌细胞的特异性靶点进行治疗从而提高治疗效果的药物。因此，大家都非常期待分子靶向药物在提高疗效同时可以把不良反应降至最低。在乳腺癌的治疗中，针对HER2阳性（癌细胞表面的HER2蛋白质分子表达）的乳腺癌曲妥珠单抗有很好的治疗效果。在胃癌中对于HER2阳性的胃癌，在氟尿嘧啶类联合顺铂化疗的基础上再加用曲妥珠单抗治疗会提高疗效。因此，曲妥珠单抗已经获批用于进展期、复发的HER2阳性胃癌的治疗。HER2阳性的患者在所有胃癌患者中约占20%，所以此药仅限用于少部分患者。

Q

胃癌出现转移时为什么会使用与治疗原发癌相同的治疗方案呢？

A　　　胃癌即使出现了其他脏器转移，但转
移癌的性质还是与原发癌相同。例如，
胃癌出现肝转移，要按胃癌治疗而不是按肝癌治
疗。像最初发现胃癌，手术几年后发现其他器官
的转移，这时通常也认为其他器官转移病灶里面
的癌细胞是原发灶（最初发病的病灶）脱落的癌
细胞经过血液或淋巴途径转移到其他器官形成

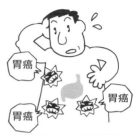

胃癌无论转移至哪个器官，
转移灶与胃癌原发灶性质是
相同的

的，转移癌的性质和原发癌的性质是相同的。这
一点不仅仅限于胃癌，只要是来源相同，大多情况下要使用治疗这种原
发癌的药物。

Q

因为害怕不良反应就不治疗了吗？

A　　　抗癌药物是为抑制癌细胞增殖而开
发的药物，通常认为抗癌药物不仅对癌
细胞，而且对正常细胞也有杀伤作用，因此会
产生不良反应。不良反应的表现方式因人而异，
目前仍是无法避免的。尽管目前针对于癌细胞的
精准抗癌药物研发不断进步，但要做到完全没
有不良反应依然很困难。近年来，针对不良反
应的治疗方法也正在进步中。一旦出现了与不良

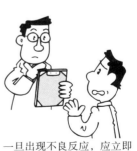

一旦出现不良反应，应立即
向医生汇报

反应相关的症状，应立即向主管医生报告，寻求缓解症状的对策。另外，
在治疗中如果出现严重的不良反应，抗癌药物要减量或停止使用等。

怎样做可以防止忘记服药或吃错药呢？

A　　　　需要服用的药物种类越多，越会忘记服药或吃错药。拿到药后，先在药袋上把每次服药剂量及服药时间用清晰的、较大的文字标注清楚。要养成每次服药后在日历上做标记的习惯等。例如，在手边放置一个表格，每次服药后在空白处盖章标记，也可以记录在用药手册上。另外，把每次要服用的药物事先分放入小袋中，在服用时进行记录，也可放在有分隔的小盒子里进行保管。如果能够做到把药物分放并且服药后进行记录，这种双保险的做法能避免忘记服药或吃错药的发生。即使这样做了，依然忘记服药时该如何处理？应该事先和医师或药师沟通好。

根据药物不同，有的药物即使这一次不服用也没关系，但有的药物，即使是过了服药时间也必须要服用。多数情况发现忘记服药了，如果没过多久的话，依旧可以按原来时间继续服药。如果已经过去较长时间，那么忘记服用的药物就不要再吃了，直接服用下一次的药即可。但是严禁出现连续2次忘记服药的情况，且务必每次只服用一次的药量。

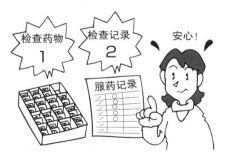

在服药管理上采取药物分放及服药记录双重检查的方式

缓解疼痛除口服药外还有其他方法吗?

A 在治疗癌症的吗啡等阿片类镇痛药（麻醉药）中，除了口服药物以外，还有皮肤贴剂（通过皮肤药物进入体内）、肛门栓剂、注射药物及持续静脉输注药物等。另外，还有对于感知疼痛的神经进行阻断的神经阻滞法。在多种止痛方法中，有一种止痛

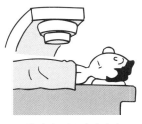

放疗也可以治疗癌痛

方法是硬膜外阻滞，即通过向蛛网膜下腔注入麻醉药，阻滞神经达到止痛效果的一种治疗方法。除了药物疗法外，放疗也是一种缓解疼痛的方法，如果胃癌出现了骨转移或脑转移，对于上述病灶可进行姑息性放疗。

Q

使用吗啡类镇痛药会中毒吗?

A 吗啡是一种医用麻醉药。在医疗过程中，吗啡作为镇痛药被广泛使用。"麻醉药"听起来很容易让人联想到中毒。有时癌症会产生剧烈疼痛，对于体内麻醉药的依从性或耐受性，以及抑制疼痛的机制，随着研究的不断进行逐渐清晰。因此，在医生管理下如果能正确使用麻醉药，大部分情况下不用担心中毒。吗啡类药物，不仅有止痛作用，对于呼吸困难、咳嗽等症

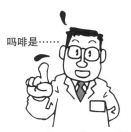

吗啡是……

在医生的指导下使用吗啡类药物，不用担心中毒

状控制也有一定功效。随着癌症进展，吗啡类药物对于缓解不适症状、提高生活质量来说，也是一种非常有效的治疗药物。

Q

应该参加临床试验吗?

A 新药临床试验或治疗试验,不是对所有患者都推荐,即使医生推荐参加临床试验,但作为患者也不一定必须接受。针对抗癌药物有各种各样的临床试验正在进行,医生推荐参加的临床试验是期待能看新药临床效果的研究。

在充分了解参加临床试验利弊的基础上再决定是否参加

例如,即使在其他国家或地区已经上市,但是在国内尚未上市的新药,还没有进入医保的、价格昂贵的抗癌药物等,参加临床试验都有机会用上。但新药的实际疗效还是未知数,所以也要考虑如果没有疗效,可能会带来严重的不良反应,这也是参加临床试验的不足之处。患者本人及其家属如果考虑想获得参加的机会,就意味着有可能参加临床试验。参加临床试验到底有什么样的利与弊,应事先向主管医生询问了解。患者及其家属在能接受上述利弊的基础上再做出决定。

Q

替代疗法有效吗?

A 替代疗法一般是以治疗癌症为目的的手术、化疗、放疗等辅助治疗方式,也是一种替代治疗。在替代疗法中,除了心理精神疗法、运动疗法、温热疗法等以外,还包括针灸、指压、按摩、中药、健康食品、补品等疗法。目前替代疗法尚缺乏改善病情并治愈癌症的科学依

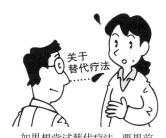

关于替代疗法

如果想尝试替代疗法,要提前和主管医生沟通

据，在治疗上首先应考虑的是接受"标准治疗"。替代疗法采取方法不同，有时也会对癌症治疗产生不利影响，成为损害身体的原因。在选择替代疗法时，有必要充分了解替代疗法是否会妨碍"标准治疗"，然后进行慎重选择。如果想尝试替代治疗，一定要提前与主管医生沟通并且听取主管医生建议后再进行。

Q

如果医生宣布不再继续治疗该怎么办？

A 经主管医生判断目前没有有效的治疗方法，医生会告知患者停止抗癌药物治疗，这时患者可能会产生一种被放弃的感觉。有时患者情绪会因此一落千丈，这时需要向主管医生了解不再继续治疗的理由。

如果是因为出现了严重的不良反应，继续抗癌治疗会变得非常困难。根据不同症状继续进行上述治疗，有时可能会导致身体状况继续恶化。停止化疗药物治疗并不意味着终止所有治疗，还可以通过缓解疼痛、预防恶心、改善食欲等方法来调整患者身体状况，提高患者生活质量。除抗癌药物治疗外，还有许多其他治疗选择。最重要的是要正确了解病情，患者及其家属今后要如何面对，也要冷静地和医生进行沟通。

有关治疗方案，如果想听取其他意见，可以找相关医疗服务中心寻求帮助，多听听其他医生的意见和建议，从而进行更好的治疗选择。

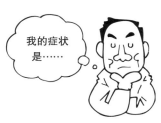

我的症状是……

在正确了解病情的基础上冷静对待

参考文献

[1] 日本胃癌学会 . 胃癌治療ガイドライン . 3 版 . 金原出版 .

[2] 日本胃癌学会 . 胃がん治療ガイドラインの解説 . 2 版 . 金原出版 .

[3] 国立がん研究センターがん対策情報センター . がんになったら手にとるガイド . 学習研究社 .

[4] 心配しないでいいですよ 再発・転移胃がん . 真興交易医書出版部 .

[5] 国立がん研究センターのがんの本 胃がん . 小学館 .

[6] やさしい胃の手術後の自己管理 . 医薬ジャーナル社 .

[7] Q & A 知っておきたい胃がん質問箱 106. メディカルレビュー社 .

[8] 胃がんの最新治療 . 主婦の友社

[9] 胃を切った仲間たち 胃切後遺症とその克服法 . 桐書房

[10] 矢沢サイエンスオフィス . 胃がんのすべてがわかる本 . 学習研究社 .

[11] いちばん新しい胃がんの本 . 二見書房 .

[12] 胃・腸を手術した人の食事 . 保健同人社 .

【原版书装订】小沼修一（ティエラ・クリエイト）

【原版书编集】尾崎泰則

【原版书编辑协力】（株）章英馆

【原版书版面设计・DTP】片冈博明（アートスペース）

【原版书插图】梅本 昇